ZWISCHEN WIRBEL UND SÄULE

Das, was wir für tragfähig halten, verdient Zweifel.

von

Nina Felker

zur Funktion der Wirbelsäule und zur Einordnung von Beschwerden. Jede zentrale Aussage ist wissenschaftlich belegbar. Gleichzeitig ist dieses Buch bewusst so geschrieben, dass es auch ohne medizinisches Vorwissen verständlich bleibt.

Dieses Buch möchte dabei unterstützen, Zusammenhänge zu erkennen, Ängste zu reduzieren und den eigenen Handlungsspielraum wieder wahrzunehmen.

Es lädt dazu ein, Verantwortung für den eigenen Umgang mit Wirbelsäulenbeschwerden zu übernehmen – ohne Druck, ohne Schuldzuweisung und ohne unrealistische Erwartungen. Nicht, weil alles kontrollierbar wäre, sondern weil Verstehen eine stabile Grundlage für Sicherheit, Vertrauen und Bewegung schafft.

Zur Autor*in

Nina Felker ist seit über zehn Jahren als Physiotherapeut*in tätig und arbeitet schwerpunktmäßig im neurologischen und orthopädischen Bereich. Mehrere Jahre erfolgte die Tätigkeit in einer Rehabilitationsklinik, unter anderem mit erweiterten Verantwortungsbereichen in der Neurologie. Dort umfassten die Aufgaben stellvertretende Tätigkeiten in der Teamleitung, die Organisation und Durchführung interner Fortbildungen, die Anleitung von Auszubildenden sowie die Betreuung des Bereichs der Orthesenversorgung. Darüber hinaus bestand eine Einbindung in organisatorische und kommunikative Aufgaben, unter anderem als Marketingbeauftragte*r sowie zuletzt als Mitglied des Betriebsrats.

Parallel zur praktischen Tätigkeit wurde ein Bachelorabschluss in Medizinpädagogik erworben. In den folgenden Jahren war Nina Felker als Dozent*in sowie auch als Schulleiter*in an einer Physiotherapiefachschule tätig. In diesem Rahmen wurden medizinische Inhalte an angehende Therapeut*innen vermittelt, organisatorische und pädagogische Verantwortung übernommen und intensiv daran gearbeitet, komplexe medizinische Zusammenhänge verständlich, fundiert und praxisnah aufzubereiten.

Nina Felker ist sektorale Heilpraktiker*in, beschränkt auf den Bereich Physiotherapie, und arbeitet heute selbstständig in einer eigenen evidenzbasierten und evidenzorientierten Physiotherapiepraxis, die zugleich als Lehrpraxis fungiert. Die Verbindung aus klinischer Erfahrung, Lehre und wissenschaftlicher Orientierung prägt die tägliche Arbeit.

Vor der Ausbildung zur Physiotherapeut*in wurde eine Ausbildung zur Groß- und Außenhandelskauffrau absolviert. Diese berufliche Station schärfte den Blick für Struktur, Organisation und klare Kommunikation – Kompetenzen, die auch in der medizinischen Wissensvermittlung eine zentrale Rolle spielen.

Dieses Buch vereint wissenschaftlich fundierte Erkenntnisse mit langjähriger praktischer Erfahrung. Es versteht sich nicht als Anleitung oder Lösung, sondern als verlässliche Grundlage, auf der Orientierung, Selbstwirksamkeit und ein sicherer Umgang mit Wirbelsäulenbeschwerden wachsen können.

Kapitel 1 – Warum dieses Buch wichtig ist

Viele Menschen mit Wirbelsäulenbeschwerden erleben einen ähnlichen Weg. Man geht zu einer*einem Ärzt*in, erhält eine Diagnose, vielleicht ein MRT, oft auch eine Verordnung für Physiotherapie. Es passiert etwas – und dennoch bleibt häufig das Gefühl zurück, nicht wirklich verstanden zu haben, was im eigenen Körper eigentlich vor sich geht. Begriffe stehen im Raum, Befunde liegen vor, doch die entscheidenden Fragen bleiben offen.
Was bedeutet das konkret für mich? Ist das gefährlich? Darf ich mich noch bewegen oder schade ich mir damit?

Diese Unsicherheit ist kein individuelles Versagen. Sie entsteht häufig aus der Struktur unseres Gesundheitssystems. Ärzt*innen leiten Diagnostik ein und treffen medizinische Entscheidungen, für ausführliche Einordnung und Erklärung fehlt im Alltag jedoch oft die Zeit. Physiotherapie beginnt, doch auch hier wird nicht immer ausreichend erklärt, was Befunde bedeuten, warum Beschwerden auftreten oder wie sicherer Umgang im Alltag aussehen kann. Für viele Betroffene fehlt dadurch ein roter Faden.

Dieses Kapitel setzt genau hier an. Bevor es sich um Anatomie, Bewegung oder konkrete Krankheitsbilder handelt, geht es zunächst darum zu verstehen, warum Unsicherheit entsteht und wie sie den Umgang mit Beschwerden beeinflusst. Denn erst wenn

Zusammenhänge klar werden, kann Selbstwirksamkeit entstehen – und genau diese bildet die Grundlage für alles Weitere in diesem Buch.

1.1 Wenn Diagnose und Befund keine Sicherheit geben

Trotz Ärzt*innenbesuchen, Diagnosen, bildgebender Verfahren und Physiotherapieverordnungen bleibt bei vielen Menschen mit Wirbelsäulenbeschwerden etwas Entscheidendes offen: ein verständliches Bild davon, was die Befunde im eigenen Fall wirklich bedeuten. Häufig entsteht dadurch ein Gefühl, mit den eigenen Fragen allein zu sein.

Oder einfacher gesagt: Es passiert viel, aber verstanden fühlt man sich oft nicht.

In der physiotherapeutischen Praxis zeigt sich dieses Muster regelmäßig. Betroffene kommen mit einem Begriff, einem Syndrom oder einem MRT-Befund – oft in der Hoffnung, nun endlich Klarheit zu bekommen. Stattdessen entsteht nicht selten neue Unsicherheit: Auffällige Befunde wirken bedrohlich, unauffällige Befunde lassen Fragen zurück. Warum habe ich dann Beschwerden? In beiden Fällen fehlt häufig eine verständliche Einordnung dessen, was diese Ergebnisse tatsächlich aussagen – und was nicht.

Die Forschung beschäftigt sich seit vielen Jahren genau mit dieser Diskrepanz zwischen Befund und Erleben. Eine der zentralen Arbeiten zu diesem Thema ist eine große systematische Übersichtsarbeit von Brinjikji und Kolleg*innen aus dem Jahr 2015. In dieser Arbeit wurden zahlreiche Studien ausgewertet, in denen MRT-Untersuchungen der Wirbelsäule bei Menschen ohne Rückenschmerzen durchgeführt wurden. Ziel war es zu untersuchen, wie häufig strukturelle Veränderungen auch dann auftreten, wenn keinerlei Beschwerden bestehen (Brinjikji et al., 2015).

Die Ergebnisse zeigen deutlich, dass Veränderungen wie Bandscheibenvorwölbungen, Bandscheibenvorfälle oder degenerative Veränderungen bei sehr vielen beschwerdefreien Menschen nachweisbar sind. Die Häufigkeit dieser Befunde nimmt mit dem Alter zu, unabhängig davon, ob Schmerzen vorhanden sind oder nicht. Diese Befunde sind daher nicht automatisch krankhaft, sondern häufig Ausdruck normaler Anpassungs- und Alterungsprozesse der Wirbelsäule.

Gleichzeitig bedeutet das nicht, dass bildgebende Verfahren überflüssig sind. Sie liefern wichtige strukturelle Informationen und können relevante Ursachen sichtbar machen. Entscheidend ist jedoch die richtige Einordnung. Bildgebung kann Hinweise liefern, erklärt aber nicht zuverlässig, warum jemand Beschwerden hat oder wie belastbar die Wirbelsäule im Alltag tatsächlich ist.

Ein weiterer wichtiger Punkt ist die Art der Bildgebung selbst. MRT-Untersuchungen der Wirbelsäule finden in der Regel im Liegen statt. Die Wirbelsäule wird dabei ohne alltägliche Belastung dargestellt. Situationen wie Stehen, Gehen, Heben oder Bewegung werden nicht abgebildet. Wollte man die Wirbelsäule unter realistischen Bedingungen untersuchen, müsste die Bildgebung unter Belastung oder in Bewegung erfolgen. Solche Verfahren sind technisch nur sehr eingeschränkt verfügbar und gehören nicht zur regulären Diagnostik. Bildgebung stellt daher immer eine Momentaufnahme dar. Sie zeigt Strukturen, nicht automatisch Funktion oder Belastbarkeit.

Gerade deshalb ist es problematisch, wenn Befunde ohne ausreichende Erklärung kommuniziert werden. Schmerzen werden häufig nicht in ihrem Entstehungszusammenhang erklärt, ebenso wenig der sinnvolle Umgang mit ihnen. Stattdessen entstehen pauschale Regeln. Bestimmte Gewichte sollen nicht mehr gehoben werden. Bestimmte Bewegungen sollen vermieden werden. Solche Empfehlungen können in bestimmten Phasen sinnvoll sein, etwa unmittelbar nach einer Operation.

Schwierig wird es dann, wenn offenbleibt, wie lange diese Einschränkungen gelten sollen und wie eine schrittweise Rückkehr zu normaler Belastung aussehen darf. Genau hier entsteht Unsicherheit.

Viele Menschen fragen sich dann:
„Darf ich das jemals wieder?“ Oder „Sollte ich besser vorsichtig bleiben?“.

Ohne Orientierung entwickeln sich häufig Schonhaltungen. Bewegung wird vermieden, nicht aus Bequemlichkeit, sondern aus Angst, etwas falsch zu machen. Das sogenannte Fear-Avoidance-Modell beschreibt diesen Zusammenhang gut. Es zeigt, dass Angst vor Bewegung und Belastung zu Vermeidungsverhalten führen kann, was langfristig mit anhaltenden Beschwerden und funktionellen Einschränkungen verbunden ist (Caneiro et al. 2020).
Auch im Zusammenhang mit operativen Eingriffen zeigt sich eine ähnliche Problematik. Es gibt klare Situationen, in denen eine Operation an der Wirbelsäule sinnvoll oder notwendig ist, etwa bei relevanten neurologischen Ausfällen oder sehr starken, anhaltenden Schmerzen. Gleichzeitig zeigen internationale Leitlinien und Übersichtsarbeiten, dass ein großer Teil der Wirbelsäulenbeschwerden konservativ behandelt werden kann und operative Maßnahmen häufig nicht die erste Behandlungsoption darstellen (Qaseem et al., 2017).

Fehlt diese Einordnung, entsteht Entscheidungsdruck. Und Druck wirkt sich ungünstig auf den Umgang mit Beschwerden aus.
Ein weiterer Faktor, der in diesem Zusammenhang eine wichtige Rolle spielt, sind psychosoziale Belastungen. Forschung zeigt, dass Faktoren wie anhaltender Stress, Sorgen, Unsicherheit und

Überforderung den Verlauf von Wirbelsäulenbeschwerden beeinflussen können und mit einem erhöhten Risiko für anhaltende Beschwerden verbunden sind (Nicholas et al., 2011). Diese Faktoren gelten nicht als alleinige Ursache, können aber den Heilungsprozess deutlich erschweren.

1.2 Wie Selbstwirksamkeit den Kreislauf unterbricht

Aus diesen Bausteinen ensteht häufig Teufelskreis. Ein Befund wird erhoben, aber nicht ausreichend erklärt. Fehlende Einordnung erzeugt Unsicherheit. Unsicherheit erhöht Stress und begünstigt Schonverhalten. Beides kann dazu beitragen, dass Beschwerden bestehen bleiben.

Dieser Prozess lässt sich gut als Kreislauf darstellen. Die folgende Grafik veranschaulicht, wie fehlende Einordnung medizinischer Befunde zu Unsicherheit, Schonverhalten und Stress führen kann – und wie sich dieser Prozess gegenseitig verstärkt.

Der Teufelskreis bei Wirbelsäulenbeschwerden

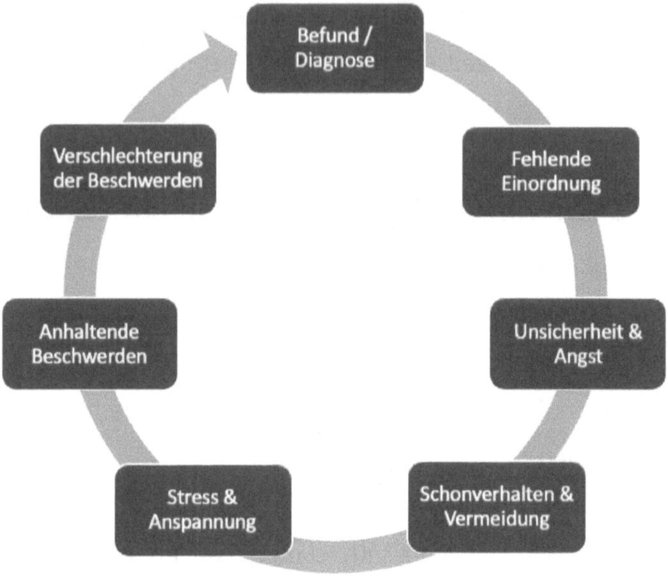

Fehlende Einordnung führt zu Unsicherheit, Schonverhalten und Stress – und kann Beschwerden verstärken.

Dieser Zusammenhang ist gut untersucht - und er ist nicht unausweichlich.

An dieser Stelle wird deutlich, warum Selbstwirksamkeit eine zentrale Rolle spielt. Selbstwirksamkeit bedeutet nicht, Beschwerden zu ignorieren oder alles allein bewältigen zu müssen. Sie bedeutet, die eigene Situation verstehen zu können. Zu wissen, was erlaubt ist, was sinnvoll ist und was Zeit braucht.

Oder anders gesagt:
Wer versteht, kann besser entscheiden.

Studien zeigen, dass verständliche Aufklärung und das Einordnen von Beschwerden dazu beitragen können, Angst zu reduzieren und den aktiven Umgang mit Belastung zu fördern (Moseley & Butler, 2015). Dieses Buch möchte genau hier ansetzen. Es soll helfen, medizinische Aussagen zu verstehen, typische Missverständnisse aufzulösen und den eigenen Handlungsspielraum wieder sichtbar zu machen.

Dabei wird bewusst darauf verzichtet, pauschale Regeln vorzugeben. Was für den einen richtig ist, kann für den anderen nicht passen. Verstehen ist deshalb kein Ziel an sich, sondern die Grundlage dafür, wieder Vertrauen in den eigenen Körper zu entwickeln.

Im nächsten Schritt wird dargestellt, wie genau dieser Teufelskreis durchbrochen werden kann. Die folgende Grafik zeigt, wie Selbstwirksamkeit ansetzt und einen stabileren, aktiven Umgang mit Wirbelsäulenbeschwerden ermöglicht.

Ausstieg aus dem Teufelskreis durch Selbstwirksamkeit

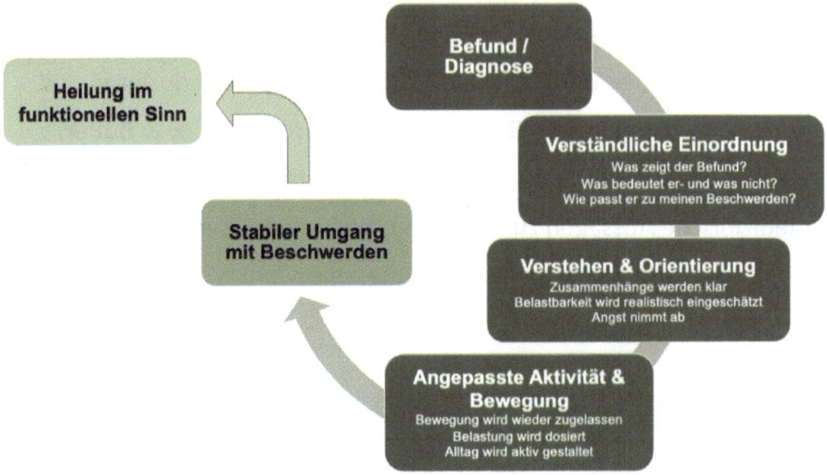

Verstehen schafft Selbstwirksamkeit –
und eröffnet den Ausstieg aus dem **Teufelskreis**.

Die Grafik verdeutlicht, an welcher Stelle der zuvor beschriebene Teufelskreis verlassen werden kann. Sie zeigt, wie verständliche Einordnung, Orientierung und aktive Entscheidungen dazu beitragen, den Umgang mit Wirbelsäulenbeschwerden zu verändern. Entscheidend ist dabei nicht der Befund selbst, sondern das Verständnis für Zusammenhänge und die daraus entstehenden Handlungsmöglichkeiten.

Wird ein Befund eingeordnet, verliert er seinen bedrohlichen Charakter. Angst nimmt ab, Bewegung wird wieder möglich und

Belastung kann schrittweise und angepasst in den Alltag integriert werden. Genau hier entsteht Selbstwirksamkeit: Das Wissen, was der eigene Körper leisten kann, was ihm guttut und wie Beschwerden aktiv beeinflusst werden können.

Heilung im funktionellen Sinn bedeutet in diesem Zusammenhang nicht zwingend vollständige Beschwerdefreiheit. Gemeint ist vielmehr, dass Lebensqualität zurückkehrt. Aktivitäten, die zuvor vermieden wurden, werden wieder aufgenommen, Hobbys können wieder gelebt werden und auch berufliche Anforderungen werden wieder bewältigbar. Beschwerden rücken in den Hintergrund, verlieren ihren dominierenden Einfluss und lassen sich besser einordnen und minimieren.

Dieses Verständnis fasst die zentrale Aussage dieses Kapitels zusammen. Es bildet die Grundlage für einen stabilen, selbstbestimmten Umgang mit der eigenen Wirbelsäule und eröffnet den weiteren Weg, der in den folgenden Kapiteln vertieft wird.

Merksatz:
Selbstwirksamkeit entsteht dort, wo Verstehen Unsicherheit ersetzt.

Kapitel 2 - Die Wirbelsäule – stabiler & anpassungsfähiger, als viele denken

Um Wirbelsäulenbeschwerden sinnvoll einordnen zu können, ist ein grundlegendes Verständnis der Anatomie hilfreich. Nicht, um medizinische Details auswendig zu lernen, sondern um Zusammenhänge besser zu verstehen. Wer weiß, wie die Wirbelsäule aufgebaut ist und welche Aufgaben ihre einzelnen Bestandteile übernehmen, kann Befunde und Aussagen aus der Diagnostik deutlich sachlicher einordnen.

Anatomisches Grundwissen schafft Orientierung. Es hilft zu verstehen, wo sich Bandscheiben, Nerven und der Wirbelkanal befinden, wie diese Strukturen miteinander zusammenarbeiten und warum Veränderungen, die in der Bildgebung sichtbar werden, nicht automatisch ein Hinweis auf Instabilität oder Schaden sind. Die Wirbelsäule ist kein starres Konstrukt, sondern ein bewegliches, belastbares System, das darauf ausgelegt ist, Lasten zu tragen und sich an unterschiedliche Anforderungen anzupassen.

Dieses Kapitel vermittelt deshalb bewusst nur die Grundlagen. Es geht nicht darum, jedes Detail zu kennen, sondern ein inneres Bild davon zu entwickeln, wie die Wirbelsäule funktioniert. Dieses Verständnis bildet die Basis für die weiteren Kapitel, in denen es um

Belastung, Bewegung und den Umgang mit Beschwerden im Alltag gehen wird.

2.1 Der Aufbau der Wirbelsäule

Die Wirbelsäule bildet das zentrale Stützsystem des menschlichen Körpers. Sie verbindet Kopf, Rumpf und Becken miteinander und übernimmt gleichzeitig mehrere Aufgaben: Sie trägt das Körpergewicht, ermöglicht Bewegung in viele Richtungen und schützt das Rückenmark. Damit sie diese Aufgaben erfüllen kann, ist sie nicht gerade gebaut, sondern besitzt eine charakteristische Form.

In der Seitenansicht zeigt die Wirbelsäule mehrere natürliche Krümmungen. Diese Krümmungen sind kein Zeichen von Fehlhaltung, sondern ein funktionelles Merkmal. Sie sorgen dafür, dass Belastungen besser abgefedert und gleichmäßig verteilt werden. Fachliteratur beschreibt diese doppelt geschwungene Form als entscheidend für die Belastbarkeit und Anpassungsfähigkeit der Wirbelsäule, da sie wie ein federndes System wirkt und Stöße abmildert (Bogduk, 2023).

Man unterteilt die Wirbelsäule in drei Hauptabschnitte:
Die Halswirbelsäule befindet sich im oberen Bereich und trägt den Kopf. Sie ist besonders beweglich und erlaubt Dreh-, Beuge- und Streckbewegungen.

Die Brustwirbelsäule liegt im mittleren Abschnitt und ist über die Rippen mit dem Brustkorb verbunden. Dadurch ist sie stabiler und weniger beweglich, übernimmt aber eine wichtige Schutz- und Stützfunktion für die inneren Organe.

Die Lendenwirbelsäule bildet den unteren Abschnitt. Sie trägt einen großen Teil des Körpergewichts und ist besonders bei alltäglichen Bewegungen wie Sitzen, Stehen, Gehen und Heben stark beteiligt. Die einzelnen Wirbel sind übereinandergestapelt, jedoch nicht direkt miteinander verbunden. Zwischen jeweils zwei Wirbeln liegt eine Bandscheibe. Zusätzlich verbinden kleine Wirbelgelenke, feste Bänder und die umgebende Muskulatur die Wirbel miteinander. Dieses Zusammenspiel sorgt dafür, dass die Wirbelsäule stabil bleibt, sich aber dennoch bewegen kann und auf Belastungen angepasst reagiert.

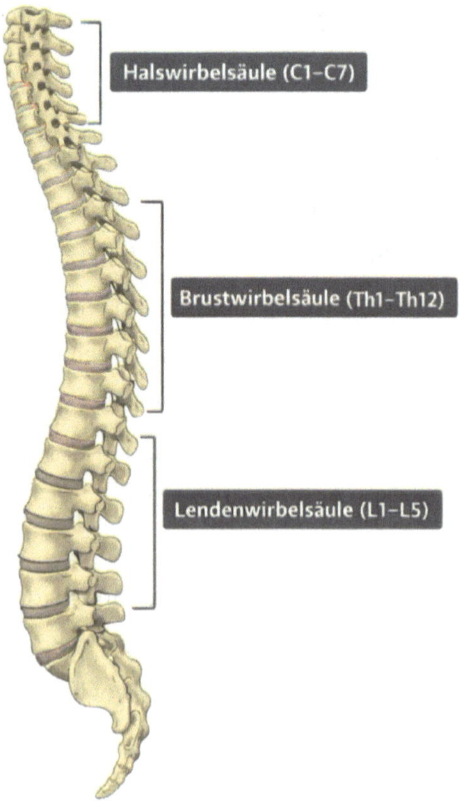

Entscheidend ist:
Die Wirbelsäule ist nicht als starres Bauteil gedacht. Ihre Form, ihre Aufteilung in Abschnitte und ihre Verbindungselemente sind so gestaltet, dass sie Belastungen aufnehmen, verteilen und an unterschiedliche Anforderungen anpassen kann.

2.2 Der Wirbelkanal und das Rückenmark – das zentrale Verbindungssystem

Im Inneren der Wirbelsäule verläuft über ihre gesamte Länge ein geschützter Raum. Dieser Raum wird als Wirbelkanal bezeichnet. Er entsteht dadurch, dass die einzelnen Wirbel so geformt sind, dass sie hinter dem Wirbelkörper einen bogenförmigen Anteil besitzen. Aneinandergereiht bilden diese Bögen einen durchgehenden Kanal. In diesem Wirbelkanal liegt das Rückenmark. Das Rückenmark ist Teil des zentralen Nervensystems und stellt die wichtigste Verbindung zwischen dem Gehirn und dem restlichen Körper dar. Alle Bewegungsimpulse, die vom Gehirn ausgehen, und alle Sinnesinformationen, die aus dem Körper zurückgemeldet werden, werden über das Rückenmark weitergeleitet.

Das Rückenmark ist dabei kein lockerer Strang, sondern fest eingebettet und gut geschützt. Umgeben wird es von mehreren Hüllen und von der knöchernen Struktur der Wirbelsäule. Diese Anordnung zeigt, welche zentrale Bedeutung dieses System für den

Körper hat und warum es so umfassend gesichert ist (Bogduk, 2023).

Auf Höhe jedes Wirbels treten seitlich Nerven aus dem Wirbelkanal aus. Diese Nerven werden als Spinalnerven bezeichnet. Sie verlassen den Wirbelkanal durch seitliche knöcherne Öffnungen zwischen zwei Wirbeln. Dieser Bereich, durch den die Spinalnerven austreten, wird als Spinalkanal bezeichnet.

Jeder Spinalnerv übernimmt zwei grundlegende Aufgaben. Zum einen steuert er die Muskulatur. Diese Funktion wird als Motorik bezeichnet. Über motorische Nervenfasern erhält die Muskulatur die Information, sich zusammenzuziehen oder zu entspannen. Dadurch werden gezielte Bewegungen möglich, etwa das Heben eines Arms, das Gehen oder das Halten einer Körperposition.

Zum anderen leiten Spinalnerven Informationen aus dem Körper zurück zum Gehirn. Diese Funktion wird als Sensorik bezeichnet. Dazu gehören Empfindungen wie Berührung, Druck, Temperatur, Schmerz oder auch das Gefühl für die Stellung eines Gelenks im Raum. Sensorische Informationen helfen dem Körper, Bewegungen zu koordinieren und auf äußere Einflüsse angemessen zu reagieren. Jeder Spinalnerv versorgt dabei ganz bestimmte Bereiche. Er ist für festgelegte Muskelgruppen, Hautareale und Gewebestrukturen zuständig. Deshalb können Reizungen oder Einengungen eines einzelnen Nervs sehr typische Symptome verursachen, zum Beispiel

Kribbeln, Taubheitsgefühle, Schmerzen oder Kraftverlust in klar abgegrenzten Regionen.

Das Rückenmark koordiniert diese Signalweiterleitung. Es sorgt dafür, dass Bewegungen gezielt ausgeführt werden können und dass Reize aus dem Körper schnell und zuverlässig im Gehirn ankommen. Dadurch werden sowohl bewusste Bewegungen als auch automatische Reaktionen des Körpers ermöglicht, die für Stabilität und Schutz im Alltag wichtig sind.

Für das Verständnis von Wirbelsäulenbeschwerden ist dieser Aufbau entscheidend. Beschwerden entstehen häufig dort, wo Nervenverbindungen gereizt oder eingeengt werden. Gleichzeitig zeigt der Aufbau aber auch, dass der Körper über viele Schutzmechanismen verfügt und dass nicht jede strukturelle Veränderung zwangsläufig zu Einschränkungen führen muss.

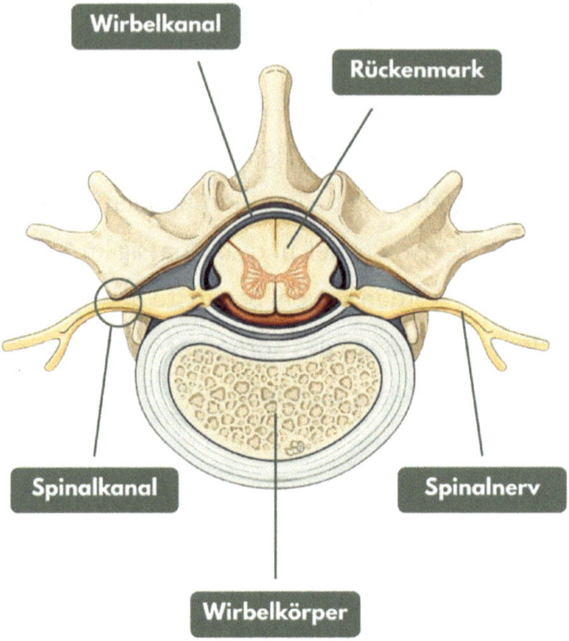

2.3 Die Bandscheibe – Aufbau und Funktion

Die Bandscheibe liegt zwischen zwei Wirbelkörpern. Sie verbindet die Wirbel miteinander, hält sie auf Abstand und ermöglicht Bewegung zwischen ihnen. Gleichzeitig trägt sie dazu bei, Kräfte innerhalb der Wirbelsäule gleichmäßig zu verteilen und Belastungsspitzen abzufedern. Die Bandscheibe ist dabei fest in die umgebenden Strukturen eingebunden und stellt kein loses oder frei bewegliches Element dar (Kumar & Pai, 2021).

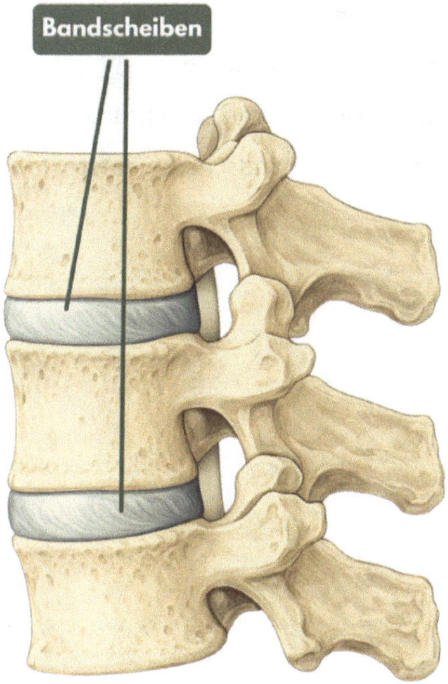

Um Veränderungen der Bandscheibe später besser einordnen zu können, ist es hilfreich, ihren grundlegenden Aufbau zu kennen. Eine Bandscheibe besteht aus mehreren klar unterscheidbaren Bestandteilen, die gemeinsam ihre Funktion ermöglichen.
Im Inneren der Bandscheibe befindet sich der sogenannte Nucleus pulposus. Dieser Kern ist bei jüngeren Menschen besonders wasserreich und besitzt eine gelartige Konsistenz. Er ist darauf ausgelegt, Druck aufzunehmen und innerhalb der Bandscheibe zu verteilen. Der Kern ist dabei nicht frei beweglich, sondern strukturell eingebettet und durch die umgebenden Gewebeschichten stabil begrenzt (Bogduk, 2023).

Um diesen Kern herum liegen mehrere konzentrisch angeordnete Faserschichten. Diese werden als Anulus fibrosus bezeichnet. Die einzelnen Schichten bestehen aus festem Fasergewebe und sind ringförmig aufgebaut. Dieser Aufbau verleiht der Bandscheibe ihre

Stabilität und sorgt dafür, dass der innere Kern unter normalen Bedingungen seine Position beibehält. Anatomische Untersuchungen zeigen, dass diese ringförmige Schichtung ein zentrales Merkmal der Belastbarkeit der Bandscheibe darstellt (Liew & Darlow, 2024).

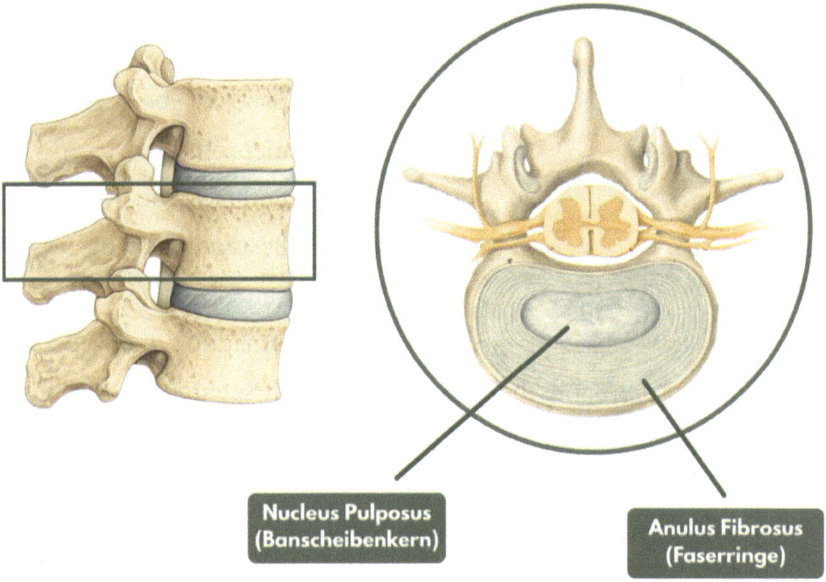

Oberhalb und unterhalb der Bandscheibe befinden sich dünne Knorpelschichten, die sogenannten Endplatten. Diese bilden den Übergang zwischen Bandscheibe und Wirbelkörper. Sie sind wichtig für die strukturelle Verbindung und spielen eine Rolle bei der Versorgung der Bandscheibe, da diese selbst nur eingeschränkt durchblutet ist (Bogduk, 2023).

In der medizinischen Diagnostik werden häufig Begriffe wie Vorwölbung, Vorfall oder degenerative Veränderung verwendet. Diese Begriffe beziehen sich in der Regel auf Veränderungen einzelner Anteile der Bandscheibe, insbesondere des inneren Kerns oder der äußeren Faserschichten. Sie bedeuten nicht, dass die Bandscheibe als Ganzes ihren Platz verlässt oder vollständig aus dem Zwischenwirbelraum herausgelöst wird. Dieses Verständnis ist wichtig, um Befunde sachlich einzuordnen und unnötige Fehlinterpretationen zu vermeiden (Kumar & Pai, 2021).

Zusammengefasst besteht die Bandscheibe aus einem wasserreichen Kern im Inneren, mehreren stabilisierenden Faserschichten darum herum sowie Übergangsschichten zu den Wirbelkörpern. Dieser Aufbau ermöglicht es der Bandscheibe, sowohl Beweglichkeit als auch Stabilität innerhalb der Wirbelsäule sicherzustellen. Auf dieser Grundlage lassen sich spätere Kapitel zu Belastung, Vorfall oder altersbedingten Veränderungen nachvollziehbar und differenziert verstehen.

2.4 Wie belastbar ist die Bandscheibe wirklich?

Die Bandscheiben der Wirbelsäule sind dafür gemacht, Belastung aufzunehmen, weiterzuleiten und auszugleichen. Sie sind kein empfindliches Bauteil, das bei einer falschen Bewegung sofort Schaden nimmt. Gleichzeitig ist ihre Belastbarkeit nicht unbegrenzt und nicht bei allen Menschen gleich. Genau dieser Spagat zwischen hoher grundsätzlicher Stabilität und individueller Belastbarkeit ist in der Forschung gut beschrieben.

Um Belastung wissenschaftlich zu untersuchen, messen Studien entweder den Druck innerhalb der Bandscheibe oder sie testen, welche Kräfte Wirbelsäulensegmente unter kontrollierten Bedingungen aushalten können. Dabei zeigt sich: Belastung ist kein fixer Wert. Sie hängt davon ab, in welchem Abschnitt der Wirbelsäule gemessen wird, in welcher Position sich der Körper befindet, wie Bewegung ausgeführt wird und in welchem Zustand sich die Bandscheibe befindet (Wilke et al., 2019).

Biomechanische Untersuchungen zeigen, dass besonders im Bereich der Lendenwirbelsäule sehr hohe Kräfte auftreten können, bevor strukturelle Grenzen erreicht werden. In kombinierten Lastmodellen, bei denen Beugung, Druck und weitere Belastungen zusammenwirken, werden kritische Bereiche im Bereich von mehreren tausend Newton beschrieben. Werte um etwa 6.000 Newton werden dabei als relevante Größenordnung genannt, unter bestimmten Belastungskombinationen und bei entsprechendem Gewebezustand (Schmidt et al., 2016).

Um diese Zahl einzuordnen:
Ein Newton beschreibt eine Kraft. 1.000 Newton entsprechen ungefähr der Gewichtskraft von 100 Kilogramm. 6.000 Newton entsprechen also grob der Kraft, die dem Gewicht von etwa 600

Kilogramm entspricht. Diese Kraft wirkt dabei nicht als „Gewicht auf dem Rücken“, sondern verteilt sich über die Strukturen der Wirbelsäule. Wichtig ist nicht die exakte Zahl, sondern die Größenordnung: Die Wirbelsäule ist für sehr hohe Belastungen konstruiert.

Gleichzeitig zeigen die gleichen Studien, dass diese Belastbarkeit stark variiert. Alter, Gewebestruktur, bereits vorhandene Veränderungen, Trainingszustand, Bewegungsausführung und auch Ermüdung spielen eine Rolle. Moderne Forschung geht deshalb nicht mehr davon aus, dass es eine einzelne Bewegung gibt, die „die Bandscheibe kaputtmacht“. Vielmehr entsteht Überlastung häufig dann, wenn mehrere ungünstige Faktoren zusammenkommen oder wenn Belastung über längere Zeit wiederholt wird, ohne dass ausreichend Anpassung und Erholung möglich ist.

Ein weiterer wichtiger Punkt: Belastung wird oft überschätzt, wenn sie isoliert betrachtet wird. Studien zur Messung des Drucks innerhalb der Bandscheibe zeigen, dass Unterschiede zwischen Sitzen, Stehen oder anderen Alltagspositionen weniger eindeutig sind, als häufig angenommen wird. Der Druck innerhalb der Bandscheibe hängt stark von individuellen Faktoren und vom Bewegungsverhalten ab. Pauschale Aussagen wie „Sitzen ist grundsätzlich schlecht“ oder „Stehen ist immer besser“ lassen sich wissenschaftlich nicht eindeutig bestätigen (Wang et al., 2022).

Zusammengefasst zeigen aktuelle Studien zwei zentrale Dinge: Erstens ist die Bandscheibe grundsätzlich sehr belastbar und für hohe Kräfte ausgelegt. Zweitens ist diese Belastbarkeit individuell unterschiedlich und verändert sich je nach Belastungskombination, Wiederholung, Regeneration und Gewebezustand. Für den Alltag bedeutet das: Nicht einzelne Bewegungen sind das Problem, sondern der Umgang mit Belastung über Zeit.
Diese Erkenntnis ist entscheidend für einen sicheren und selbstwirksamen Umgang mit der eigenen Wirbelsäule. Sie hilft, unnötige Angst vor Bewegung abzubauen, ohne Belastung zu verharmlosen, und schafft die Grundlage dafür, Belastung sinnvoll zu steuern statt sie grundsätzlich zu vermeiden.

Merksatz:
Die Bandscheibe ist für hohe Belastung gemacht – entscheidend ist, wie individuell und über Zeit damit umgegangen wird.

2.5 Der Bandscheibenvorfall – was dabei anatomisch passiert

Ein Bandscheibenvorfall beschreibt eine Veränderung innerhalb der Bandscheibe. Er bedeutet nicht, dass die Bandscheibe als Ganzes ihren Platz verlässt oder „herausrutscht". Gemeint ist vielmehr eine

Veränderung im Zusammenspiel zwischen dem inneren Kern der Bandscheibe und den äußeren Faserschichten.

Wie zuvor beschrieben, besteht die Bandscheibe aus einem inneren, gelartigen Kern und mehreren stabilen Faserschichten, die diesen Kern umgeben. Bei einem Bandscheibenvorfall kommt es dazu, dass sich Anteile dieses inneren Kerns in Richtung der äußeren Faserschichten verlagern. Dabei können die Faserschichten nachgeben oder einreißen. Je nachdem, wie ausgeprägt diese Veränderung ist, spricht man von einer Vorwölbung oder einem Vorfall.

Entscheidend ist dabei nicht allein, dass sich etwas verändert hat, sondern wohin diese Veränderung stattfindet. Verlagerungen nach vorne oder zur Seite bleiben häufig ohne spürbare Auswirkungen. Verlagerungen nach hinten in Richtung des Wirbelkanals oder des Spinalkanals können hingegen in die Nähe von Nervenstrukturen gelangen.

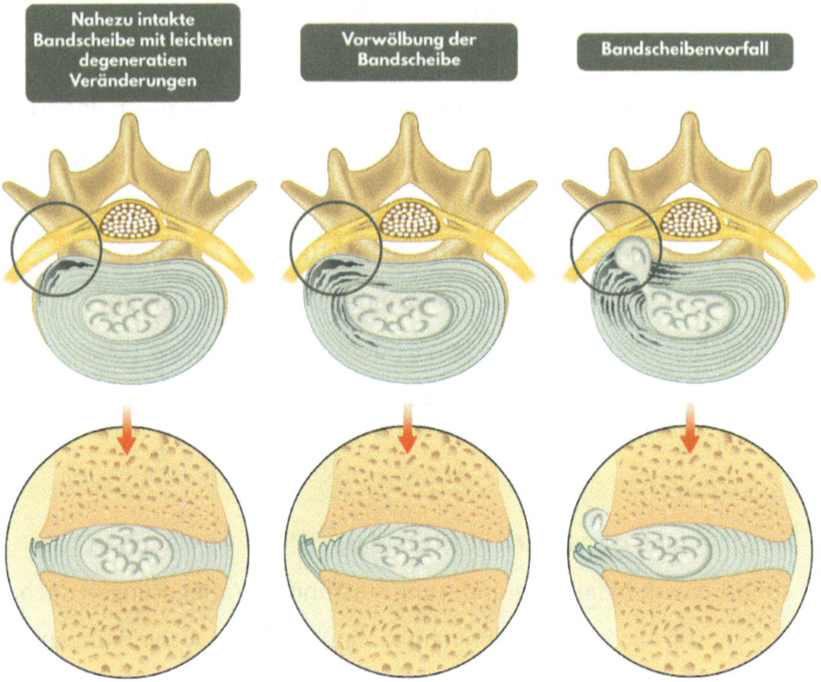

Kommt es zu einem Kontakt oder zu einer Reizung eines Spinalnervs, können Symptome entstehen. Diese Symptome betreffen dann in der Regel die Bereiche, die von diesem Nerv versorgt werden. Das können Schmerzen sein, aber auch Kribbeln, Taubheitsgefühle oder Veränderungen der Muskelkraft.
Wichtig ist dabei: Nicht jeder Bandscheibenvorfall verursacht Beschwerden. Viele Vorfälle bleiben unbemerkt, weil sie keinen relevanten Kontakt zu nervalen Strukturen haben oder vom Körper kompensiert werden.

Ein weiterer wichtiger Punkt ist die zeitliche Entwicklung. Ein Bandscheibenvorfall ist kein statisches Ereignis. Das Gewebe der Bandscheibe kann sich im Verlauf verändern. Anteile des inneren Kerns können sich zurückbilden oder vom Körper abgebaut werden. Auch die umgebenden Strukturen passen sich an. Das erklärt, warum Beschwerden im Zusammenhang mit einem Bandscheibenvorfall nicht zwangsläufig dauerhaft bestehen bleiben. Wichtig ist vor allem diese Einordnung: Ein Bandscheibenvorfall ist zunächst eine strukturelle Beschreibung. Er gibt Auskunft darüber, wie die Bandscheibe aussieht, sagt jedoch noch nichts darüber aus, wie belastbar die Wirbelsäule ist oder wie sich Beschwerden entwickeln müssen. Die anatomische Veränderung allein erklärt den weiteren Verlauf nicht.

Dieses Verständnis bildet die Grundlage dafür, Befunde später sachlich einzuordnen und nicht automatisch von einer dauerhaften Schädigung auszugehen. Wie Bewegung, Belastung, Haltung und der Umgang mit Beschwerden den weiteren Verlauf beeinflussen, wird in den folgenden Kapiteln aufgegriffen.

2.6 Die Spinalkanalstenose – eine Veränderung der Nervenräume

Der Begriff Spinalkanalstenose beschreibt eine Einengung von Räumen innerhalb der Wirbelsäule, in denen Nervenstrukturen verlaufen. Gemeint ist dabei entweder der zentrale Wirbelkanal, in dem das Rückenmark liegt, oder die seitlichen Austrittsbereiche der Spinalnerven. Der Begriff „Stenose“ bedeutet wörtlich lediglich „Verengung“ und beschreibt zunächst eine anatomische Situation, keine Aussage über Beschwerden oder Belastbarkeit.

Unter normalen Bedingungen bietet der Wirbelkanal ausreichend Platz für das Rückenmark, und die seitlichen Austrittsöffnungen ermöglichen den Spinalnerven einen freien Verlauf aus der Wirbelsäule heraus. Bei einer Spinalkanalstenose wird dieser Platz geringer. Diese Veränderung entsteht in der Regel nicht plötzlich, sondern entwickelt sich über einen längeren Zeitraum.

An der Entstehung können verschiedene anatomische Veränderungen beteiligt sein. Dazu zählen Veränderungen der Bandscheiben, der kleinen Wirbelgelenke, der umgebenden Bänder oder knöcherne Umbauprozesse. Häufig handelt es sich um ein Zusammenspiel mehrerer Faktoren, nicht um eine einzelne Ursache. Die Verengung kann abschnittsweise auftreten und betrifft nicht zwangsläufig die gesamte Wirbelsäule.

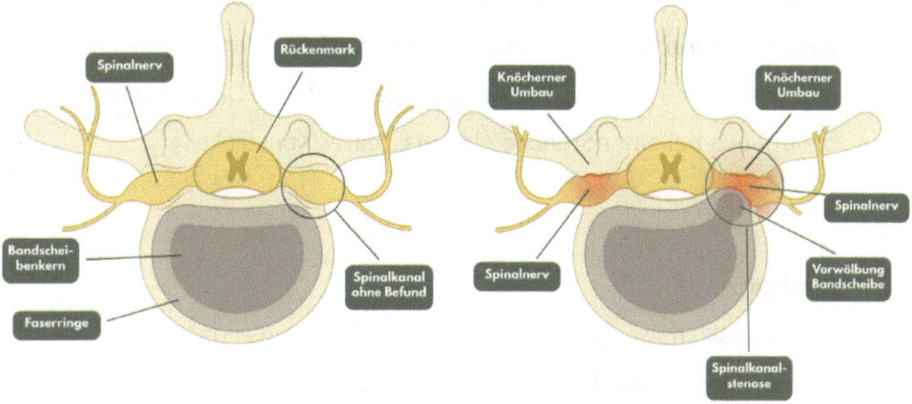

Wichtig ist, dass eine Spinalkanalstenose nicht automatisch bedeutet, dass Nerven geschädigt sind. Sie beschreibt zunächst nur veränderte Raumverhältnisse. Ob und in welchem Ausmaß Beschwerden auftreten, hängt davon ab, wie stark die Einengung ist, welche Nervenstrukturen betroffen sind und wie der Körper auf diese Veränderung reagiert.

Viele Menschen zeigen in der Bildgebung Zeichen einer Spinalkanalstenose, ohne relevante Beschwerden zu haben. Bei anderen können Symptome auftreten, insbesondere dann, wenn Nerven unter bestimmten Bedingungen gereizt werden. Diese betreffen in der Regel die Bereiche, die von den betroffenen Nerven versorgt werden, etwa Arme oder Beine. Auch hier gilt, dass die anatomische Beschreibung allein den individuellen Verlauf nicht erklärt.

Eine Spinalkanalstenose trifft zudem keine Aussage über die Stabilität der Wirbelsäule. Sie beschreibt keinen strukturellen Zusammenbruch, sondern eine Veränderung der Platzverhältnisse innerhalb eines grundsätzlich tragfähigen Systems. Die Wirbelsäule bleibt auch bei einer Stenose ein belastbares Konstrukt.

Merksatz:
Eine Spinalkanalstenose beschreibt eine Einengung von Nervenräumen, nicht den Verlust von Stabilität oder Belastbarkeit der Wirbelsäule.

2.7 Degenerative Veränderungen – Anpassung an das Leben

Der Begriff „degenerative Veränderungen“ klingt für viele Betroffene erst einmal nach Abnutzung und nach etwas, das nicht mehr „in Ordnung“ ist. Genau deshalb verunsichert er so häufig. Medizinisch bedeutet degenerativ aber zunächst nur, dass sich Gewebe im Laufe des Lebens verändert. Das ist nicht automatisch krankhaft, sondern in vielen Fällen ein normaler Anpassungs- und Alterungsprozess, so wie sich auch Haut, Haare, Gelenke oder Sehnen mit den Jahren verändern (Wocial et al., 2021; Kushchayev et al., 2018).

Wenn Ärzt*innen oder Radiolog*innen von degenerativen Veränderungen an der Wirbelsäule sprechen, meinen sie meist sichtbare Veränderungen an mehreren möglichen Stellen. Am häufigsten betrifft es die Bandscheiben, die kleinen Wirbelgelenke und knöcherne Strukturen rund um die Wirbelkörper.

Bei der Bandscheibe meint „degenerativ“ zum Beispiel, dass sie im Laufe der Zeit weniger Wasser bindet. In der Bildgebung sieht man dann häufig, dass das „frische“, wasserreiche Aussehen abnimmt, die Bandscheibe etwas flacher werden kann oder dass die Grenze zwischen Kern und Faserschichten weniger klar wirkt. Das ist häufig kein Hinweis darauf, dass etwas „kaputt“ ist, sondern eher darauf, dass Gewebe über die Jahre seine Eigenschaften verändert, so wie ein Schwamm mit der Zeit etwas weniger elastisch wird (Wocial et al., 2021; Kushchayev et al., 2018).

An den kleinen Wirbelgelenken kann degenerativ bedeuten, dass die Gelenkflächen Veränderungen zeigen, vergleichbar mit dem, was viele als Arthrose kennen. Auch an Wirbelkörpern selbst können sich knöcherne Anbauten zeigen, sogenannte Osteophyten. Diese entstehen häufig als Reaktion auf Belastung und sind in vielen Fällen eher ein Zeichen von Anpassung und Stabilisierung als ein unmittelbarer Hinweis auf Gefahr (Wocial et al., 2021; Kushchayev et al., 2018).

Wichtig ist dabei: Degenerative Veränderungen sind sehr häufig, auch bei Menschen ohne Beschwerden. In einer Übersichtsarbeit über das normale Altern der Wirbelsäule wird beschrieben, dass viele degenerative Bildbefunde mit dem Alter deutlich zunehmen und in älteren, beschwerdefreien Bevölkerungsgruppen sehr verbreitet sind. Das bedeutet nicht, dass Beschwerden „eingebildet" sind, sondern dass Bildbefunde allein nicht zuverlässig erklären, ob und warum jemand Schmerzen hat (Wocial et al., 2021; Brinjikji et al., 2015).

Ein hilfreicher Vergleich ist hier der Blick auf andere Körperbereiche: Viele Menschen haben in Knie oder Hüfte altersbedingte Veränderungen auf dem Röntgenbild, ohne ständig Schmerzen zu haben. Andere haben wenig sichtbare Veränderungen, aber trotzdem Beschwerden. Ähnlich ist es auch an der Wirbelsäule. Bildgebung zeigt Strukturen. Sie zeigt jedoch nicht automatisch, wie belastbar das System im Alltag funktioniert, wie gut es sich anpasst oder wie die Beschwerden tatsächlich entstehen (Wocial et al., 2021; Kushchayev et al., 2018).

Entscheidend ist vor allem die richtige Einordnung: Degenerative Veränderungen beschreiben zunächst, was in der Bildgebung sichtbar ist. Sie treten sehr häufig auf und nehmen mit dem Alter zu. Sie können eine Rolle spielen, müssen jedoch nicht die alleinige Ursache von Beschwerden sein. Aussagekräftig wird ein Befund erst im Zusammenhang mit den tatsächlich erlebten Symptomen und der funktionellen Leistungsfähigkeit – nicht durch ein einzelnes Wort im MRT-Bericht.

Merksatz:

Degenerative Veränderungen sind häufige Alters- und Anpassungsprozesse und kein verlässlicher Beweis für Schaden oder eingeschränkte Belastbarkeit. Aussagekräftig wird ein Befund erst im Zusammenhang mit Beschwerden und Funktion.

Die Grundlage für alles Weitere

Dieses Kapitel hat das anatomische Fundament gelegt, um Wirbelsäulenbeschwerden sachlich einordnen zu können. Es ging nicht um Details, sondern um Verständnis.

Was hier geklärt wurde:

Wie die Wirbelsäule grundsätzlich aufgebaut ist

- Die Wirbelsäule ist kein starres Bauteil, sondern ein bewegliches, belastbares System.
- Ihre natürliche Form mit Krümmungen dient der Lastverteilung und Stoßdämpfung.
- Wirbel, Bandscheiben, Gelenke, Bänder, Muskulatur und Nerven wirken immer gemeinsam.

Welche Rolle die Bandscheibe spielt

- Bandscheiben liegen zwischen den Wirbelkörpern und verbinden sie.
- Ihr Aufbau aus wasserreichem Kern, stabilen Faserschichten und Knorpelendplatten ermöglicht Bewegung und Belastbarkeit.
- Bandscheiben sind für hohe Belastungen ausgelegt, ihre Belastbarkeit ist jedoch individuell unterschiedlich.

Was Begriffe wie Bandscheibenvorfall bedeuten

- Ein Bandscheibenvorfall beschreibt eine Veränderung innerhalb der Bandscheibe.
- Er sagt nichts darüber aus, wie belastbar die Wirbelsäule ist oder wie sich Beschwerden entwickeln müssen.
- Viele Vorfälle bleiben ohne Symptome oder verändern sich im Verlauf.

Was mit Spinalkanalstenose gemeint ist

- Eine Spinalkanalstenose beschreibt eine Einengung von Nervenräumen.
- Sie ist eine strukturelle Beschreibung, keine Aussage über Instabilität oder Schaden.
- Ob Beschwerden entstehen, hängt von vielen Faktoren ab, nicht vom Befund allein.

Wie degenerative Veränderungen einzuordnen sind

- Degenerative Veränderungen sind häufige Alters- und Anpassungsprozesse.
- Sie kommen auch bei beschwerdefreien Menschen vor.
- Bildgebung zeigt Strukturen, nicht automatisch Funktion oder Belastbarkeit.

Die zentrale Erkenntnis dieses Kapitels

- Anatomische Befunde erklären allein keinen Beschwerdeverlauf.
- Aussagekräftig werden sie erst im Zusammenhang mit Funktion, Belastung und individuellem Erleben.

Dieses Wissen bildet die Basis für alles, was folgt. Es hilft, Befunde einzuordnen, Angst zu reduzieren und die Wirbelsäule als das zu verstehen, was sie ist: Ein anpassungsfähiges System.
Im nächsten Kapitel geht es deshalb nicht um neue Strukturen, sondern um eine entscheidende Frage:
Wie wirkt Bewegung und Belastung im Alltag auf dieses System – und warum sind sie Voraussetzung für Anpassung, Stabilität und Sicherheit?

Kapitel 3 – Bewegung als Sicherheit

Nachdem geklärt wurde, wie die Wirbelsäule aufgebaut ist und wie anatomische Befunde einzuordnen sind, rückt nun eine Frage in den Mittelpunkt, die für den Alltag entscheidend ist: Wie kann und soll Bewegung mit Wirbelsäulenbeschwerden aussehen?

Gerade Bewegung ist für viele Betroffene mit Unsicherheit verbunden. Einerseits wird Aktivität empfohlen, andererseits wird vor Belastung, bestimmten Bewegungen oder Alltagsanforderungen gewarnt. Aus diesen widersprüchlichen Botschaften entsteht häufig der Eindruck, dass Schonung schützt und Bewegung ein Risiko darstellt.

Dieses Kapitel ordnet Bewegung und Belastung sachlich ein. Es geht nicht um Training oder sportliche Leistung, sondern um alltägliche Bewegungen wie Gehen, Sitzen, Tragen oder Arbeiten. Belastung lässt sich im Alltag nicht vermeiden – entscheidend ist daher nicht ob, sondern wie sie stattfindet.

Wissenschaftliche Erkenntnisse zeigen, dass anhaltende Schonung bei Wirbelsäulenbeschwerden in den meisten Fällen keine sinnvolle Strategie ist. Gleichzeitig bedeutet Aktivität nicht, Belastung zu ignorieren. Anpassung entsteht dort, wo Belastung dosiert, gesteuert und an den individuellen Zustand angepasst wird.

In diesem Kapitel wird erläutert, warum Bewegung eine Voraussetzung für Belastbarkeit ist, weshalb Vermeidung langfristig eher zu Unsicherheit führt und wie Belastung schrittweise und realistisch in den Alltag integriert werden kann. Ziel ist es, Orientierung zu geben und den eigenen Handlungsspielraum wieder erkennbar zu machen.

Bewegung wird dabei nicht als Pflicht verstanden, sondern als Mittel, um Vertrauen in den eigenen Körper zurückzugewinnen. Dieses Kapitel bildet die Grundlage für den weiteren Umgang mit Schmerz, Haltung und Therapie und schafft ein stabiles Verständnis dafür, wie Anpassung im Alltag tatsächlich entsteht.

3.1 Schonhaltung – kurzfristiger Schutz, langfristiges Risiko

Wenn Rückenschmerzen auftreten oder stärker werden, reagiert der Körper oft ganz automatisch: Bewegung wird reduziert, bestimmte Haltungen werden vermieden, der Rücken wird „geschont“. Diese Reaktion ist zunächst verständlich und sinnvoll. Schonhaltung ist eine kurzfristige Schutzstrategie des Körpers. Sie soll Belastung reduzieren, wenn etwas als bedrohlich empfunden wird.

Problematisch wird Schonhaltung dann, wenn sie über längere Zeit bestehen bleibt.

Die Wirbelsäule ist kein empfindliches System, das nur durch Ruhe geschützt werden kann. Sie ist dafür gemacht, benutzt zu werden. Bewegung, wechselnde Belastung und aktive Nutzung sind Voraussetzungen dafür, dass sie stabil, belastbar und anpassungsfähig bleibt. Wird Bewegung dauerhaft vermieden, gehen genau diese Eigenschaften verloren.

Studien zeigen, dass anhaltende Schonung nicht schützt, sondern das Risiko für länger anhaltende Beschwerden und funktionelle Einschränkungen erhöht. Ein gut untersuchtes Erklärungsmodell dafür ist das sogenannte Fear-Avoidance-Modell. Es beschreibt, dass Schmerzen dann problematisch werden können, wenn sie als Zeichen von Gefahr interpretiert werden. Aus Angst vor Schaden wird Bewegung vermieden. Diese Vermeidung führt langfristig zu weniger Belastbarkeit, mehr Unsicherheit und häufig zu anhaltenden Beschwerden (Leeuw et al., 2007).

Was empfehlen Leitlinien und aktuelle Forschung?
Internationale Leitlinien sind hier eindeutig: Bei den meisten Wirbelsäulenbeschwerden wird aktive Bewegung gegenüber konsequenter Schonung empfohlen. Bettruhe oder dauerhafte Entlastung gelten nicht als sinnvolle Standardstrategie. Stattdessen stehen Aufklärung, Aktivität und funktioneller Umgang mit Belastung im Vordergrund (Qaseem et al., 2017; NICE, 2020; WHO, 2023).

Die zentrale Aussage ist klar: Nicht Bewegung ist das Problem – sondern der Verlust von Bewegung.

Warum sich Schonung trotzdem „richtig" anfühlen kann

Schonhaltung vermittelt kurzfristig Sicherheit. Weniger Bewegung bedeutet oft weniger unmittelbaren Schmerz. Dieses Gefühl ist real – aber es ist kein verlässlicher Maßstab für langfristige Belastbarkeit.

Bleibt Schonung bestehen, können zwei ungünstige Effekte entstehen:

1. Abbau statt Anpassung
   Ohne regelmäßige Belastung passt sich der Körper nicht in Richtung Stabilität an. Kraft, Koordination und Ausdauer nehmen ab. Dadurch fühlt sich der Alltag mit der Zeit anstrengender und unsicherer an.
2. Mehr Alarm im Nervensystem
   Wenn Bewegungen dauerhaft vermieden werden, werden sie innerlich als „gefährlich" abgespeichert. Das Nervensystem reagiert dann oft schneller mit Schmerz, Anspannung oder Unsicherheit – selbst bei eigentlich alltäglichen Belastungen (Moseley & Butler, 2015).

Wann Schonung sinnvoll ist – und wann nicht

Schonung ist nicht grundsätzlich falsch.

Sie kann zeitlich begrenzt sinnvoll sein, zum Beispiel:

- Direkt nach einer Operation, wenn Wundheilung, Schwellung oder ärztliche Vorgaben eine klare Belastungsreduktion erfordern. Auch hier zeigen moderne Behandlungskonzepte jedoch, dass frühe, angepasste Mobilisation meist Teil der Therapie ist.
- Bei akut sehr starken Beschwerden, wenn Bewegung vorübergehend kaum möglich ist. Auch dann gilt: Schonung ist eine Übergangsphase, kein Endzustand.

Wichtig ist dabei die zeitliche Perspektive. Schonung sollte immer ein klares Ziel haben: So früh wie möglich wieder in machbare, sichere Bewegung zurückzufinden. Sie bedeutet nicht Stillstand, sondern eine vorübergehende Anpassung von Intensität, Dauer oder Umfang.

Schonung ist nicht gleich Bettruhe

Schonung kann heißen: Langsamer, kürzer, leichter, mit mehr Pausen. Sie bedeutet nicht, Bewegung vollständig zu vermeiden. Regelmäßiges Gehen, Positionswechsel und alltagsnahe Bewegung bleiben wichtig.

Einordnung im Gesamtkontext des Buches

In Kapitel 4 wird erklärt, warum Schmerz häufig eher ein Schutzsignal als ein Maß für Schaden ist und wie er als Rückmeldung verstanden werden kann. Dieses Verständnis hilft, Schonhaltung nicht reflexhaft beizubehalten, sondern wieder Orientierung zu gewinnen.

In Kapitel 6 wird darauf aufgebaut und beschrieben, wie Belastung im Alltag praktisch und sinnvoll gesteigert werden kann – angepasst, dosierbar und ohne starre Regeln.

Kernaussage dieses Abschnitts:
Schonhaltung kann kurzfristig sinnvoll sein. Langfristig führt sie jedoch häufig zu mehr Unsicherheit und geringerer Belastbarkeit. Entscheidend ist nicht, Belastung zu vermeiden, sondern sie angepasst wieder aufzunehmen und zu steuern.

3.2 Bewegung als Voraussetzung für Anpassung und Belastbarkeit

Der menschliche Körper ist darauf ausgelegt, sich an Belastung anzupassen. Diese Anpassung betrifft nicht nur Muskeln, sondern alle Strukturen, die an Bewegung und Stabilität beteiligt sind: Bandscheiben, Knochen, Gelenkkapseln, Bänder, Sehnen und auch das Nervensystem. Entscheidend ist dabei ein grundlegendes Prinzip der Biologie: Gewebe wird nicht durch Schonung belastbarer, sondern durch angemessene Nutzung.

Studien aus der Biomechanik und der sogenannten Mechanobiologie zeigen, dass körperliche Strukturen Reize benötigen, um ihre Belastbarkeit zu erhalten oder zu steigern. Wird Gewebe regelmäßig belastet, passt es seine Eigenschaften an. Muskeln bauen Kraft und Ausdauer auf, Sehnen und Bänder werden zugfester, Knochen erhöht seine Dichte, und auch Bandscheiben reagieren auf wechselnde Druck- und Entlastungsreize mit struktureller Anpassung (Wilke et al., 2019; Adams & Dolan, 2012). Bewegung wirkt dabei nicht isoliert auf einzelne Strukturen, sondern immer auf das gesamte System.

Besonders wichtig ist die Rolle der Muskulatur. Aktive Bewegung verbessert nicht nur Kraft, sondern auch Koordination und Reaktionsfähigkeit. Dadurch wird die Wirbelsäule im Alltag besser geführt und stabilisiert. Gleichzeitig entlastet eine gut funktionierende Muskulatur passive Strukturen wie Bandscheiben, Gelenke und Bänder, da Kräfte gleichmäßiger verteilt werden. Studien zeigen, dass gezielte, aktive Belastung mit einer verbesserten Funktion und einer höheren Belastbarkeit der Wirbelsäule einhergeht – unabhängig davon, ob strukturelle Veränderungen vorhanden sind oder nicht (Qaseem et al., 2017). Auch der Kapsel-Band-Apparat reagiert auf Bewegung.

Gelenkkapseln und Bänder sind keine starren Sicherungen, sondern anpassungsfähiges Gewebe. Regelmäßige Bewegung erhält ihre Elastizität und Belastbarkeit. Bei längerer Inaktivität verlieren sie hingegen an Anpassungsfähigkeit, was die Bewegung eher unsicherer als sicherer macht. Belastung sorgt hier für strukturelle Stabilität, nicht für Instabilität (Benjamin et al., 2006).

Ein weiterer zentraler Aspekt ist das Nervensystem. Bewegung wirkt direkt auf die Verarbeitung von Schmerz. Aktive Belastung kann schmerzhemmende Mechanismen im Nervensystem aktivieren, unter anderem durch die Ausschüttung körpereigener schmerzmodulierender Stoffe. Gleichzeitig verbessert Bewegung die Körperwahrnehmung und die Einschätzung von Belastung. Studien aus der Schmerzforschung zeigen, dass Bewegung dazu beitragen kann, Schmerz weniger bedrohlich zu erleben und ihn besser einzuordnen (Moseley & Butler, 2015).

Wichtig ist dabei: Schmerzreduktion entsteht nicht zwingend, weil „etwas repariert" wird. Häufig entsteht sie, weil das System wieder als belastbar erlebt wird. Bewegung verbessert die Funktion, reduziert Unsicherheit und fördert Vertrauen in den eigenen Körper. Genau diese Faktoren stehen in engem Zusammenhang mit einer Abnahme von Schmerzintensität und einer verbesserten Lebensqualität (Nicholas et al., 2011).

Große Übersichtsarbeiten und Leitlinien kommen deshalb übereinstimmend zu dem Schluss, dass Bewegung eine zentrale Säule in der Behandlung von Wirbelsäulenbeschwerden ist. Nicht als kurzfristige Maßnahme, sondern als Voraussetzung für langfristige Anpassung und Belastbarkeit. Dabei gibt es keine einzelne „richtige"

Bewegungsform. Entscheidend ist, dass Bewegung regelmäßig stattfindet, an die individuelle Situation angepasst ist und schrittweise gesteigert werden kann (WHO, 2023; NICE, 2020).

Zusammengefasst zeigen die wissenschaftlichen Erkenntnisse eindeutig:
Bewegung stärkt die Strukturen der Wirbelsäule, verbessert ihre Funktion und wirkt sich positiv auf den Umgang mit Schmerz aus. Belastbarkeit entsteht nicht durch Vermeidung, sondern durch kontrollierte, angepasste Belastung. Wie diese Belastung im Alltag sinnvoll gesteuert und aufgebaut werden kann, wird in den folgenden Abschnitten weiter vertieft.

3.3 Alltag realistisch einordnen

Bewegung findet im Alltag ständig statt. Doch Bewegung ist nicht gleich Bewegung. Entscheidend ist nicht nur, dass sich jemand bewegt, sondern wie regelmäßig, wie vielfältig und mit welcher Art von Belastung.

Viele Menschen erleben ihren Alltag als körperlich aktiv. Wer körperlich arbeitet, hebt, trägt, steht oder geht über viele Stunden. Andere verbringen den Großteil des Tages sitzend, konzentriert am Schreibtisch, im Fahrzeug oder in ruhigen Tätigkeiten. Wieder andere wechseln zwischen einzelnen Belastungen, ohne sich dessen bewusst zu sein.

So unterschiedlich diese Lebensweisen sind, haben sie eines gemeinsam: Sie bestehen aus wiederkehrenden, meist einseitigen Bewegungs- und Belastungsmustern.

Der Körper passt sich genau an diese Regelmäßigkeit an. Muskeln, Sehnen, Bänder, Gelenkkapseln und auch die Strukturen der Wirbelsäule reagieren auf das, was sie häufig leisten müssen. Bewegungen und Belastungen, die regelmäßig vorkommen, werden effizienter. Bereiche, die kaum genutzt werden, verlieren nach und nach an Belastbarkeit, Bewegungsumfang und Stabilität.

Ein Beispiel:
Eine Lkw-Fahrerin sitzt viele Stunden am Tag. Die Wirbelsäule befindet sich dabei über lange Zeit in einer ähnlichen Position. Bewegungen in größere Bewegungsradien – etwa Rotation, Streckung oder tiefere Beugung – kommen kaum vor.
Eine Fliesenlegerin hingegen arbeitet überwiegend in vorgebeugten, knienden oder einseitigen Positionen. Auch hier werden bestimmte Bewegungen und Muskelgruppen ständig gefordert, andere dagegen kaum.

In beiden Fällen ist das Problem nicht die Tätigkeit an sich, sondern die fehlende Bewegungs- und Belastungsvielfalt. Der Körper reagiert darauf mit Anpassung – nicht mit Schaden. Er spart dort Ressourcen, wo sie nicht gebraucht werden, und investiert dort, wo regelmäßig Belastung stattfindet.

Langfristig kann daraus ein Zustand entstehen, in dem bestimmte Bewegungen oder Belastungen sich unsicher, schwer oder schmerzhaft anfühlen. Nicht, weil etwas „kaputtgegangen" ist, sondern weil diese Anforderungen dem Körper fremd geworden sind. Wenn dann plötzlich Bewegungen gefordert werden, die im Alltag kaum vorkommen – etwa Heben aus tiefer Position, längeres Gehen nach viel Sitzen oder ungewohnte Drehbewegungen – kann der Körper mit Schutzreaktionen reagieren.

Ein zentraler Punkt dabei ist die Regelmäßigkeit. Nicht Intensität oder einzelne „richtige" Bewegungen sind entscheidend, sondern das, was wiederholt und dauerhaft geschieht. Regelmäßige Bewegung bis an individuelle Bewegungsgrenzen signalisiert dem Körper, dass diese Bewegungen wieder gebraucht werden. Strukturen passen sich an, Bewegungsreserven werden freigegeben, Vertrauen kann zurückkehren.

Gleichzeitig ist wichtig: Bewegung allein reicht nicht in jeder Situation aus.
Je länger Beschwerden bestehen, je stärker Belastbarkeit abgebaut wurde oder je ausgeprägter Unsicherheit und Schonverhalten sind, desto gezielter muss Belastung wieder aufgebaut werden. In solchen Fällen sind Stabilitäts- und Krafttraining keine Option, sondern eine notwendige Voraussetzung, um Belastbarkeit überhaupt wiederherzustellen. Der Körper benötigt dann klare,

dosierte Reize, um Muskulatur, Bindegewebe und die tragenden Strukturen der Wirbelsäule wieder belastbar zu machen.
Welche Art von Bewegung sinnvoll ist, hängt daher immer vom individuellen Ausgangspunkt ab. Für manche reicht es, Bewegungsvielfalt bewusst in den Alltag zu integrieren. Für andere ist ein strukturierter Aufbau von Kraft, Stabilität und Belastung erforderlich. Entscheidend ist nicht ein allgemeines Bewegungsrezept, sondern eine realistische Einschätzung dessen, was aktuell fehlt.

An dieser Stelle geht es noch nicht um konkrete Maßnahmen oder detaillierte therapeutische Vorgehensweisen.
Entscheidend ist zunächst das grundlegende Verständnis:
Der alltägliche Bewegungsumfang reicht in vielen Fällen nicht aus, um die Belastbarkeit der Wirbelsäule langfristig zu erhalten. Erst regelmäßige, vielfältige Bewegung – und bei Bedarf eine bewusst gesteuerte Steigerung von Belastung – schafft die Voraussetzungen dafür, dass sich Strukturen anpassen, Stabilität entsteht und Sicherheit im Umgang mit Bewegung zurückkehrt.

3.4 Belastung sinnvoll dosieren

Bewegung und Belastung sind notwendig, damit sich der Körper anpassen kann. Gleichzeitig entsteht genau hier oft neue Unsicherheit. Viele Betroffene fragen sich: Wie viel ist gut? Wo liegt

die Grenze? Und woran merke ich, ob ich meinem Körper gerade helfe oder ihn überfordere?
Ein zentrales Prinzip der Biologie hilft, diese Fragen einzuordnen: Anpassung braucht Reiz und Zeit.

Ohne Reiz passiert nichts. Wenn Strukturen wie Muskulatur, Sehnen, Bänder oder Bandscheiben kaum gefordert werden, gibt es für den Körper keinen Anlass, sie zu erhalten oder zu stärken. Belastbarkeit nimmt dann schleichend ab. Das geschieht nicht, weil etwas „kaputtgeht", sondern weil der Körper immer das erhält, was regelmäßig gebraucht wird – und anderes zurückfährt.

Gleichzeitig gilt aber auch: Mehr ist nicht automatisch besser. Wird Belastung zu schnell gesteigert, zu häufig wiederholt oder zu intensiv gesetzt, können Strukturen überfordert reagieren. Das kann sich durch Schmerzen, Spannungsgefühle, Erschöpfung oder eine Zunahme bekannter Beschwerden zeigen. Auch das ist kein Zeichen von Schaden oder persönlichem Versagen, sondern eine normale Reaktion biologischer Systeme auf Überforderung.

Zwischen diesen beiden Polen – zu wenig und zu viel – liegt der Bereich, in dem Anpassung stattfindet. In diesem Bereich erhält der Körper einen Reiz, der fordernd, aber bewältigbar ist. Anpassung geschieht dabei nicht sofort, sondern verzögert. Strukturen brauchen Zeit, um sich auf neue Anforderungen einzustellen.

Deshalb ist nicht die einzelne Bewegung entscheidend, sondern die Art und Weise, wie Belastung über Tage und Wochen gesetzt wird. Wichtig ist: Belastung ist kein starres Konzept. Sie ist steuerbar. Sie lässt sich über Häufigkeit, Dauer, Intensität und Abwechslung beeinflussen. Schon kleine Veränderungen können einen großen Unterschied machen. Belastungssteuerung bedeutet nicht, alles genau zu messen oder ständig zu kontrollieren, sondern aufmerksam mit den eigenen Reaktionen umzugehen.

Dabei spielt auch Schmerz eine Rolle. Beschwerden nach Bewegung oder Belastung bedeuten nicht automatisch, dass etwas falsch gelaufen ist. Der Körper gibt Rückmeldung. Entscheidend ist, wie diese Rückmeldung verstanden und eingeordnet wird. Genau hier entsteht häufig neue Unsicherheit: Ist Schmerz ein Warnsignal für Schaden oder Teil eines Anpassungsprozesses?

Diese Frage ist zentral – und sie wird im nächsten Kapitel ausführlich aufgegriffen. Denn um Belastung sinnvoll steuern zu können, ist es notwendig zu verstehen, was Schmerz eigentlich ist, welche Funktion er hat und warum er oft mehr über Schutz als über Schaden aussagt.

Dieses Kapitel hat die Grundlage gelegt, um Bewegung und Belastung nicht als Risiko, sondern als gestaltbaren Prozess zu begreifen. Im nächsten Schritt geht es darum, das wichtigste

Feedbacksystem des Körpers besser einzuordnen: Den Schmerz selbst.

Woran sich erkennen lässt, dass Bewegung sinnvoll ist

Nachdem deutlich wurde, dass Belastung notwendig ist, um Anpassung zu ermöglichen, bleibt für viele Menschen eine zentrale Unsicherheit bestehen:

Woran erkenne ich im Alltag, ob Bewegung mir gerade hilft – oder ob ich meinem Körper schade?

Diese Frage lässt sich nicht mit festen Regeln beantworten. Sie lässt sich jedoch durch Einordnung deutlich entschärfen.
Hilfreich ist es, Bewegung nicht danach zu beurteilen, ob dabei Schmerz auftritt, sondern wie der Körper auf diese Bewegung reagiert. Bewegung darf spürbar sein, sie darf auch herausfordernd sein. Entscheidend ist der Verlauf.

Orientierung bieten dabei folgende Beobachtungen:

- Verändert sich der Schmerz unter leichter Bewegung nach einigen Minuten?
  Wird er gleichmäßiger, besser kontrollierbar oder sogar geringer, spricht das eher für eine normale Reaktion auf Belastung.

- Bleibt die Bewegung trotz Beschwerden ausführbar, ohne dass sie als bedrohlich erlebt wird?
  Anstrengung ist nicht gleich Gefahr.
- Wie reagiert der Körper nach der Belastung?
  Beschwerden, die sich innerhalb eines überschaubaren Zeitraums wieder beruhigen, sind in der Regel Ausdruck von Anpassung – nicht von Schaden.
- Bleiben Bewegungen insgesamt möglich, auch wenn sie zeitweise unangenehm sind?
  Bewegungsfähigkeit ist ein wichtigerer Maßstab als momentane Schmerzfreiheit.

Diese Beobachtungen ersetzen keine medizinische Abklärung. Sie helfen jedoch dabei, Bewegung nicht reflexhaft zu vermeiden, sondern als steuerbaren Prozess zu verstehen. Genau hier entsteht Sicherheit: Nicht durch Kontrolle einzelner Bewegungen, sondern durch das Erkennen von Zusammenhängen.

Kapitel 4 – Wenn der Körper spricht

Schmerz ist eine der zentralen Formen, mit denen der Körper Rückmeldung gibt. Er begleitet Bewegung, Belastung und Anpassung und beeinflusst maßgeblich, wie sicher oder unsicher sich der Umgang mit dem eigenen Körper anfühlt.

Gerade bei Wirbelsäulenbeschwerden ist Schmerz jedoch oft schwer einzuordnen. Er tritt mal stärker, mal schwächer auf, verändert sich mit Bewegung oder Ruhe und wirkt dabei nicht immer logisch oder vorhersehbar. Diese Unklarheit führt häufig zu Fragen: Was bedeutet dieser Schmerz? Worauf weist er hin? Und wie lässt sich damit umgehen, ohne etwas falsch zu machen?

Solche Fragen entstehen nicht aus Unsicherheit im Umgang mit dem eigenen Körper, sondern aus fehlender Orientierung. Schmerz wird häufig automatisch mit Schaden gleichgesetzt, insbesondere dann, wenn er intensiv empfunden wird oder länger anhält. Diese Annahme ist verständlich – sie entspricht jedoch nicht dem heutigen wissenschaftlichen Verständnis von Schmerz.

Um hier Klarheit zu schaffen, ist es notwendig, Schmerz differenziert zu betrachten. Dazu gehört, zu verstehen, wie Schmerz entsteht, was er über den Körper aussagt – und was nicht. Ebenso wichtig ist es, körperliche Rückmeldungen wahrnehmen, beschreiben und im eigenen Erleben einordnen zu können.

Dieses Kapitel widmet sich genau diesem Prozess. Es führt die vorherigen Inhalte weiter und richtet den Blick gezielt auf das Rückmeldesystem Schmerz. Ziel ist es, Orientierung zu schaffen und damit einen sicheren Umgang mit Schmerz zu ermöglichen – als Grundlage für Bewegung, Belastung und weitere therapeutische Entscheidungen.

4.1 Wie der Körper Schmerz verarbeitet

Schmerz entsteht nicht automatisch dort, wo etwas im Körper passiert. Veränderungen wie Druck, Zug oder Dehnung werden zunächst in verschiedenen Strukturen wahrgenommen – zum Beispiel in der Haut, in der Muskulatur, in Gelenken mit ihrem Kapsel- und Bandapparat oder in tieferliegenden Geweben. Diese Strukturen nehmen Reize auf und leiten sie über Nerven weiter.
Diese weitergeleiteten Signale sind zunächst nur Informationen. Erst im Gehirn werden sie verarbeitet und gedeutet. Dort wird entschieden, welche Bedeutung ein Reiz hat: Ob er als unbedeutend, als ungewohnt oder als schmerzhaft wahrgenommen wird. Schmerz ist deshalb kein direktes Abbild dessen, was im Gewebe geschieht, sondern das Ergebnis einer Interpretation.
Diese Verarbeitung findet im Gehirn statt – also dort, wo auch Erfahrungen, Erinnerungen, Emotionen und Erwartungen gespeichert sind. Jedes eingehende Signal wird mit bereits vorhandenen Informationen abgeglichen: Mit früheren Erlebnissen, mit bekannten Schmerzen und mit der aktuellen Situation. Aus

diesem Zusammenspiel entsteht das, was als Schmerz empfunden wird (Raja et al., 2020).

Ein einfaches Beispiel dafür ist eine ungewohnte Bewegung. Wird ein Muskel oder ein Gelenk plötzlich anders belastet als gewohnt, entstehen Signale, die als schmerzhaft wahrgenommen werden können. Nicht, weil etwas beschädigt ist, sondern weil das Gehirn diese Situation noch nicht kennt und vorsichtig reagiert. Bleibt die Bewegung im sicheren Rahmen, kann derselbe Reiz mit der Zeit deutlich weniger oder gar nicht mehr schmerzhaft sein.
Wie stark Erwartungen diesen Prozess beeinflussen, zeigen experimentelle Studien besonders anschaulich. In diesen Untersuchungen erhielten Teilnehmende wiederholt denselben körperlichen Reiz. Vor einzelnen Durchgängen wurde jedoch angekündigt, dass der nächste Reiz besonders schmerzhaft sein werde – oder dass er kaum unangenehm sei. Obwohl der Reiz objektiv jedes Mal gleich blieb, wurde er je nach Ankündigung unterschiedlich intensiv als Schmerz erlebt. Parallel dazu wurde die Gehirnaktivität gemessen. Die Unterschiede zeigten sich nicht im Körper, sondern in der Verarbeitung im Gehirn: Derselbe Reiz wurde je nach Erwartung anders gedeutet und entsprechend stärker oder schwächer empfunden (Bingel et al., 2015).

Das Gehirn ist lernfähig. Es speichert nicht nur Bewegungen oder Abläufe, sondern auch Bewertungen. Wird ein Reiz aus Muskulatur, Gelenken oder anderen Strukturen wiederholt als bedrohlich eingeordnet, kann sich das Gehirn darauf einstellen, schneller und intensiver zu reagieren. In der Wissenschaft wird in diesem Zusammenhang häufig vom „Schmerzgedächtnis" gesprochen. Gemeint ist damit kein bewusstes Erinnern, sondern ein erlerntes Muster der Verarbeitung (Waisman & Katz, 2024).

Ein anschauliches Beispiel dafür ist eine Bewegung oder Tätigkeit, die bereits mehrfach mit Schmerz verbunden war. Obwohl sich an der körperlichen Belastung nichts Wesentliches verändert hat und die beteiligten Strukturen längst wieder belastbar sind, reagiert das Gehirn schneller mit Schmerz. Der Reiz wird früher als bedrohlich eingeordnet, weil er mit früheren Erfahrungen verknüpft ist. Das System hat gelernt, vorsichtig zu sein – auch dann, wenn die ursprüngliche Verletzung längst abgeheilt ist.

Dieses Prinzip erklärt, wie chronischer Schmerz entstehen kann. Schmerzen können bestehen bleiben oder sogar stärker werden, obwohl Muskeln, Bänder oder Gelenke strukturell wieder stabil sind. Nicht, weil der Körper weiterhin geschädigt ist, sondern weil das Schmerzgedächtnis aktiv bleibt und das Gehirn weiterhin Schutzsignale sendet (McMahon et al., 2013; Ballantyne et al., 2018).
Studien zeigen, dass sich solche Muster früh entwickeln können, aber auch, dass sie nicht unveränderlich sind. Die Verarbeitung von Schmerz bleibt formbar. Voraussetzung dafür ist ein besseres Verständnis der eigenen Schmerzen und ein bewusster Umgang mit

Belastung. Neue, dosierte Bewegungserfahrungen können dem Gehirn schrittweise zeigen, dass bestimmte Reize wieder sicher sind. So kann sich die Bewertung verändern und das Schmerzsystem neu einstellen (Raja et al., 2020; Waisman & Katz, 2024).

Aus heutiger Sicht wird Schmerz daher als Ergebnis eines lernenden Systems verstanden. Er entsteht nicht allein durch das, was im Körper passiert, sondern durch die Art, wie Signale im Gehirn verarbeitet, bewertet und mit Erfahrungen verknüpft werden. Genau dieses Verständnis bildet die Grundlage dafür, wieder Einfluss zu nehmen.

Merksatz

Reize entstehen im Körper – Schmerz entsteht im Gehirn.
Wird Schmerz über längere Zeit gelernt, kann er bleiben, auch wenn Strukturen längst belastbar sind.
Durch Verständnis, bewusste Einordnung und dosierte Belastung kann diese Verarbeitung verändert werden.

4.2 Schmerz ist kein Beweis für Schaden

Nach dem Blick darauf, wie Schmerz im Gehirn entsteht und verarbeitet wird, stellt sich eine zentrale Frage: Was sagt Schmerz über den tatsächlichen Zustand von Muskeln, Bändern, Gelenken oder anderen Strukturen aus? Häufig wird Schmerz automatisch mit Schaden gleichgesetzt. Das wirkt logisch, ist aber in dieser Eindeutigkeit nicht zutreffend.

Schmerz ist ein Schutzsignal. Er kann auf Belastung, Reizung oder eine erhöhte Vorsicht des Körpers hinweisen. Er zeigt jedoch nicht zuverlässig, ob etwas strukturell beschädigt ist, wie stark eine Veränderung ausgeprägt ist oder wie dauerhaft sie sein wird.

Schmerzstärke und Schaden stehen oft nicht im direkten Zusammenhang.

Studien aus der Unfallchirurgie zeigen dieses Missverhältnis deutlich. In einer Untersuchung wurden Menschen mit Brüchen im Bereich des Schienbeinkopfes begleitet. Die Schwere der Verletzung wurde nach medizinischen Kriterien eingeteilt, die Schmerzstärke nach der Operation mithilfe von Schmerzskalen erfasst. Das Ergebnis war eindeutig: Die Intensität der Schmerzen spiegelte die Schwere der Verletzung nicht zuverlässig wider. Menschen mit vergleichsweise schweren Verletzungen berichteten teilweise über geringere Schmerzen als andere mit weniger ausgeprägten strukturellen Veränderungen (DeNovio et al., 2024).

Das verdeutlicht ein wichtiges Prinzip: Starker Schmerz bedeutet nicht automatisch großen Schaden – und umgekehrt.

Bildgebung zeigt Veränderungen, aber nicht automatisch die Ursache von Schmerz.

Ein ähnliches Missverständnis entsteht häufig durch bildgebende Verfahren wie MRT oder Röntgen. Bilder wirken objektiv und eindeutig. Tatsächlich zeigen sie jedoch oft Veränderungen, die auch bei Menschen vorkommen, die keine Beschwerden haben. In aktuellen Übersichtsarbeiten wurde untersucht, wie häufig strukturelle Veränderungen in Schultern von beschwerdefreien Menschen auftreten. Dabei zeigte sich, dass solche Auffälligkeiten überraschend häufig sind – obwohl keinerlei Schmerzen bestehen. Die Autor*innen betonen, dass Bildbefunde ohne den passenden Zusammenhang leicht überschätzt werden können (Lewis et al., 2022).

Auch für die Wirbelsäule gilt dieses Prinzip. Moderne Bildgebung ist sehr empfindlich und findet viele Veränderungen. Ein Teil davon steht jedoch nicht in direktem Zusammenhang mit den aktuellen Beschwerden. Solche Zufallsbefunde sind häufig und erklären allein nicht, warum Schmerz entsteht oder anhält (Brinjikji et al., 2015).

Einordnung statt Interpretation aus Einzelbefunden.

Diese Erkenntnisse bedeuten nicht, dass Schmerzen oder Befunde bedeutungslos sind. Schmerz ist real und verdient Aufmerksamkeit. Entscheidend ist jedoch, wie er eingeordnet wird. Weder die Stärke eines Schmerzes noch ein einzelner Bildbefund liefern für sich

genommen eine verlässliche Aussage darüber, was im Körper tatsächlich geschädigt ist oder bleiben wird.
Klarheit entsteht erst, wenn Schmerz im Zusammenhang betrachtet wird - mit seinem Verlauf, seinem Auftreten in Ruhe oder Belastung, seiner Veränderlichkeit und der Reaktion auf Bewegung. Erst diese Gesamtschau erlaubt eine realistische Einschätzung, ob aktuell eher eine Reizung, eine Schutzreaktion oder ein strukturelles Problem im Vordergrund steht.

Merksatz

Schmerz ist ein Schutzsignal – kein Beweis für Schaden.
Weder Schmerzstärke noch ein Bildbefund allein zeigen zuverlässig, was im Gewebe beschädigt ist.
Erst die Einordnung im Zusammenhang schafft Klarheit.

4.3 Schmerz wahrnehmen und einordnen

Nachdem deutlich geworden ist, dass Schmerz kein direkter Beweis für Schaden ist, stellt sich die nächste wichtige Frage: Wie lässt sich Schmerz so wahrnehmen und beschreiben, dass er verständlich wird – für sich selbst und für andere? Denn Schmerz wird oft nur als „da“ oder „nicht da“ wahrgenommen. Für eine sinnvolle Einordnung braucht es jedoch etwas mehr Differenzierung.

Schmerz bewusst wahrnehmen

Schmerz ist mehr als seine Intensität. Er hat eine Qualität, einen Ort, einen zeitlichen Verlauf und verändert sich in Abhängigkeit von Bewegung und Belastung. Wird Schmerz nur als etwas Bedrohliches erlebt, geht diese Differenzierung häufig verloren. Eine bewusstere Wahrnehmung hilft dabei, Abstand zu gewinnen und den Schmerz nicht sofort als Gefahr zu bewerten.

Schon die einfache Frage, wie sich ein Schmerz anfühlt, kann dabei helfen, ihn besser einzuordnen.

Schmerz beschreiben lernen

Schmerz kann sehr unterschiedlich empfunden werden. Häufig verwendete Beschreibungen sind zum Beispiel:

- ziehend oder dumpf
- stechend oder einschießend
- brennend, kribbelnd oder taub
- pochend oder drückend

Diese Beschreibungen sind keine Diagnosen. Sie helfen jedoch dabei, den Schmerz greifbarer zu machen und erste Hinweise darauf zu bekommen, wie der Körper auf Belastung oder Reize reagiert.

Mögliche Zuordnung zu Körperstrukturen

In der therapeutischen Praxis werden Schmerzqualitäten häufig bestimmten Strukturen zugeordnet, um eine erste Orientierung zu gewinnen:

- ziehend, dumpf, spannungsartig → häufig muskulär
- stechend, punktuell, bewegungsabhängig → häufig Gelenk- oder Kapsel-Band-Strukturen
- einschießend, elektrisierend, brennend, taub oder kribbelnd → häufig nervale Beteiligung
- pochend, warm, druckempfindlich → häufig Zeichen einer Entzündungsreaktion

Diese Zuordnung dient nicht dazu, sich selbst zu diagnostizieren. Sie hilft vielmehr, den Schmerz einzuordnen und ihn nicht als diffuse oder bedrohliche Empfindung zu erleben.

Schmerz im eigenen Erleben reflektieren

Neben der Qualität des Schmerzes ist der Zusammenhang entscheidend. Hilfreich ist es, sich selbst folgende Fragen zu stellen:

- Wo genau tritt der Schmerz auf?
- Wann ist er da – in Ruhe, bei Bewegung oder unter Belastung?
- Wie verändert er sich im Verlauf eines Tages?
- Was verstärkt ihn, was lindert ihn?
- Bleibt er konstant oder kommt und geht er?

Viele Menschen stellen fest, dass sich Schmerzen unter Bewegung verändern – manchmal zunächst stärker werden, später aber nachlassen. Auch diese Veränderung ist eine wichtige Information und kein automatisches Zeichen von Schaden.

Einordnung statt Bewertung

Schmerz wahrzunehmen und einzuordnen bedeutet nicht, ihn zu ignorieren oder zu bagatellisieren. Es bedeutet, ihn als Rückmeldung des Körpers zu verstehen. Je genauer diese Rückmeldung beschrieben werden kann, desto besser lässt sich erkennen, ob es sich eher um eine kurzfristige Reaktion, eine Schutzspannung oder ein anhaltendes Muster handelt.

Diese Einordnung schafft Orientierung und reduziert Unsicherheit. Sie bildet die Grundlage dafür, im nächsten Schritt auch die Intensität von Schmerz besser einschätzen und vergleichen zu können.

Merksatz

Schmerz wird verständlicher, wenn er bewusst wahrgenommen und eingeordnet wird.

Nicht allein der Schmerz ist entscheidend, sondern wie, wo und wann er auftritt.

Diese Einordnung nimmt dem Schmerz einen Teil seiner Bedrohlichkeit.

4.4 Die Intensität von Schmerz messen

Nachdem Schmerz beschrieben und eingeordnet werden kann, wird ein weiterer Schritt möglich: Die Intensität greifbar machen. Nicht, um Schmerz objektiv zu beweisen, sondern um Veränderungen sichtbar zu machen. Genau dafür werden Schmerzskalen verwendet.

In der Praxis wird dafür meist eine Skala von 0 bis 10 genutzt, auch als numerische Schmerzskala bezeichnet. Häufig wird sie umgangssprachlich als visuelle analoge Schmerzskala bezeichnet. Ursprünglich beschreibt die visuelle analoge Skala jedoch eine Linie, auf der ein Punkt gesetzt wird. Für den Alltag hat sich die numerische Skala von 0 bis 10 als besonders praktikabel erwiesen, da sie leicht verständlich ist und zuverlässig Veränderungen abbilden kann (Hawker et al., 2011).

Warum eine Skala hilfreich ist

Schmerz ist subjektiv – und genau deshalb ist eine Skala sinnvoll. Sie übersetzt ein Empfinden in eine Zahl, um es vergleichbar zu machen, vor allem mit sich selbst über die Zeit. Zahlreiche Studien zeigen, dass numerische Schmerzskalen zuverlässig Veränderungen abbilden können und deshalb in Forschung und Praxis weit verbreitet sind (Hjermstad et al., 2011; Williamson & Hoggart, 2005).

Gleichzeitig ist wichtig zu wissen: Menschen nutzen Zahlen unterschiedlich. Was für eine Person eine „3" ist, kann für eine andere bereits eine „5" bedeuten. Studien zeigen, dass persönliche Erfahrungen, frühere Schmerzen und individuelle Vergleichsmaßstäbe einen großen Einfluss darauf haben, wie Zahlen auf der Skala gewählt werden (Jensen & Karoly, 2011). Genau deshalb funktioniert eine Schmerzskala nur dann sinnvoll, wenn sie zuvor gut erklärt wird.

Die Skala richtig verstehen und anwenden

Eine klare Orientierung hilft dabei, die Skala sinnvoll zu nutzen:

- **0** bedeutet: Kein Schmerz
- **10** beschreibt den stärksten vorstellbaren Schmerz, nicht einfach „sehr stark", sondern das obere Ende dessen, was denkbar ist

Die Zahlen dazwischen bilden ein Kontinuum. Es gibt kein richtig oder falsch. Die Skala ist kein Bewertungstest, sondern ein Werkzeug zur Einordnung des eigenen Empfindens.

Warum es ohne Erklärung oft zu Fehleinschätzungen kommt

Ohne Orientierung zeigen sich in der Praxis häufig zwei Muster: Menschen, die bisher wenig starke Schmerzen erlebt haben, ordnen ihre Schmerzen schneller im oberen Bereich der Skala ein, weil das Empfinden subjektiv sehr intensiv ist. Menschen mit Erfahrungen von extremen Schmerzen ordnen andere Schmerzen hingegen oft deutlich niedriger ein, obwohl diese den Alltag erheblich beeinträchtigen. Diese Unterschiede sind gut bekannt und spiegeln individuelle Vergleichsmaßstäbe wider, nicht die „Richtigkeit“ der Einschätzung (Jensen & Karoly, 2011).

Eine praxisnahe Orientierung zur besseren Einordnung

Um die Skala greifbarer zu machen, hat sich in der Praxis eine zusätzliche Orientierung bewährt. Sie ersetzt keine wissenschaftliche Definition, bietet jedoch alltagsnahe Anker:

- **3**: Spürbar, Ablenkung gelingt meist gut; in Ruhe wird der Schmerz wieder präsenter
- **4**: Sehr präsent und unangenehm, Alltag noch gut möglich
- **5**: Konzentration gerade noch möglich, z. B. zwei Zeilen lesen und den Inhalt wiedergeben
- **6**: Lesen noch möglich, Inhalte bleiben kaum hängen
- **7**: Konzentration stark eingeschränkt, Lesen oder Vorlesen kaum mehr möglich

Diese Anker helfen vielen Menschen, ihre Einschätzung stabiler und nachvollziehbarer vorzunehmen.

Schmerz nicht einmalig, sondern im Verlauf erfassen

Schmerz ist kein statischer Zustand. Er verändert sich im Tagesverlauf, unter Belastung und in Ruhe. Deshalb sollte die Skala nicht als einmalige Bewertung verstanden werden, sondern als Instrument zur Verlaufskontrolle.

Besonders sinnvoll ist es, zwei Werte getrennt zu betrachten:

- Schmerz in Ruhe
- Schmerz unter Belastung

So entsteht Klarheit: Nicht nur *wie stark* der Schmerz ist, sondern *wann* er zunimmt und *wodurch* er sich verändert.
Eine gute, einfache Routine besteht darin, sich regelmäßig drei Fragen zu stellen:

- Wie stark ist der Schmerz jetzt?
- Wie stark war der Schmerz im Verlauf des Tages?
- Wie stark ist der Schmerz in Ruhe und wie stark unter Belastung?

Gerade bei wiederkehrenden oder länger bestehenden Schmerzen hilft diese Wiederholung, weil sie Muster sichtbar macht – und weil Veränderung dadurch messbar wird. (Hawker et al., 2011; Hjermstad et al., 2011).

Merksatz

Eine Schmerzskala macht Intensität vor allem im Verlauf vergleichbar. Wichtig ist eine klare Definition von 0 und 10 sowie die getrennte Betrachtung von Ruhe- und Belastungsschmerz. Entscheidend ist die Veränderung über Zeit, nicht die einzelne Zahl.

4.5 Das eigene Erleben verstehen

Nachdem Schmerz beschrieben, eingeordnet und in seiner Intensität eingeschätzt werden kann, geht es im nächsten Schritt darum, das eigene Erleben im Alltag zu verstehen. Schmerz tritt nicht isoliert auf. Er verändert sich in Abhängigkeit von Bewegung, Belastung, Ruhephasen und innerer Anspannung. Diese Veränderungen sind kein Zufall, sondern Ausdruck eines anpassungsfähigen Systems.

Studien zeigen, dass Schmerzen im Alltag häufig schwanken und stark kontextabhängig sind. Faktoren wie Aktivitätsniveau, Stress, Erholung und Aufmerksamkeit beeinflussen, wie intensiv Schmerz wahrgenommen wird (Jensen et al., 2014; Caneiro et al., 2020). Schmerz ist damit kein statischer Zustand, sondern ein dynamischer Prozess.

Schmerz im Zusammenhang erkennen

Viele Menschen nehmen Schmerzen zunächst isoliert wahr als etwas, das kommt oder geht. Erst durch bewusste Beobachtung wird sichtbar, dass Schmerzen häufig in bestimmten Situationen auftreten oder sich unter bestimmten Bedingungen verändern. Diese Beobachtung ist kein Kontrollinstrument, sondern eine Möglichkeit, Zusammenhänge zu erkennen.

Untersuchungen zeigen, dass Menschen, die ihre Schmerzen im Zusammenhang mit Aktivität und Alltag reflektieren, ein besseres Verständnis für ihr Beschwerdebild entwickeln und weniger Hilflosigkeit empfinden (Main et al., 2016).

Ein einfaches Beispiel

Eine Person bemerkt, dass Rückenschmerzen vor allem nach längeren Sitzphasen auftreten und sich unter Bewegung zunächst verstärken, danach aber nachlassen. In Ruhe werden die Schmerzen oft deutlicher wahrgenommen. Strukturell ist alles belastbar, dennoch bleibt das Muster bestehen.

Dieses Erleben lässt sich erklären: Das Nervensystem reagiert sensibel auf längere Schonung, ungewohnte Belastung oder fehlende Bewegung. Der Schmerz zeigt nicht Schaden an, sondern eine Reaktion auf Reizverteilung und Nutzung des Körpers im Alltag (Nijs et al., 2021).

Verbindung zu Bewegung und Belastung

Bereits in den vorherigen Kapiteln wurde beschrieben, dass Strukturen Reize benötigen, um sich anzupassen. Gleiches gilt für das Nervensystem. Studien belegen, dass dosierte Bewegung und wiederholte, sichere Belastung nicht nur Gewebe, sondern auch die Schmerzverarbeitung positiv beeinflussen können (Geneen et al., 2017).

Das eigene Erleben zu verstehen bedeutet daher auch, wahrzunehmen:

- wann Bewegung hilft oder zunächst herausfordernd ist
- wann Ruhe entlastet oder Beschwerden verstärkt
- wie der Körper im Alltag genutzt wird

Diese Beobachtungen liefern keine Therapieanweisung, aber sie schaffen eine Grundlage für bewusste Entscheidungen.

Vom Verstehen zur Orientierung

Schmerz im Alltag zu reflektieren heißt nicht, jede Bewegung zu analysieren oder ständig auf den Körper zu achten. Es bedeutet, Muster zu erkennen und sie einzuordnen. Dieses Verständnis reduziert Unsicherheit und bereitet den nächsten Schritt vor: Einen gezielten, sinnvollen Umgang mit Bewegung, Belastung und Therapie.

Wie diese Erkenntnisse konkret genutzt werden können und welche therapeutischen Ansätze dabei sinnvoll sind, wird in den folgenden Kapiteln vertieft.

Merksatz
Schmerz verändert sich im Alltag und folgt häufig Mustern.
Wer erkennt, wann und wodurch Schmerzen beeinflusst werden, gewinnt Orientierung.
Dieses Verständnis bildet die Grundlage für einen bewussten Umgang mit Bewegung und Belastung.

4.6 Ein neuer Umgang mit Schmerz

Die Auseinandersetzung mit Schmerz endet nicht bei seiner Erklärung. Sie beginnt dort. Nachdem Schmerz als Rückmeldung des Körpers verstanden, eingeordnet und im eigenen Erleben reflektiert wurde, wird deutlich: Schmerz verlangt keinen reflexhaften Rückzug, sondern Orientierung.

Moderne Schmerzforschung zeigt, dass Schmerz kein starres Warnsignal ist, sondern Teil eines lernenden Systems. Er entsteht durch Verarbeitung, Bewertung und Erfahrung – und genau deshalb kann sich auch der Umgang mit ihm verändern (Raja et al., 2020; Nijs et al., 2021).

Diese Erkenntnis verschiebt den Blick: Weg von der Frage, *was kaputt ist*, hin zu der Frage, *wie der Körper gerade reagiert*.

Ein neuer Umgang mit Schmerz bedeutet nicht, Schmerzen zu ignorieren oder zu übergehen. Er bedeutet, Schmerz ernst zu nehmen, ohne ihn automatisch als Gefahr zu interpretieren. Studien zeigen, dass ein besseres Verständnis von Schmerzmechanismen mit weniger Angst, mehr Handlungsspielraum und einer aktiveren Bewältigung einhergeht (Main et al., 2016).

Zentral dabei ist die Erkenntnis, dass Reize wirken – auf Gewebe ebenso wie auf das Nervensystem. Bereits zuvor wurde beschrieben, dass Strukturen Belastung benötigen, um sich anzupassen. Gleiches gilt für die Schmerzverarbeitung. Dosierte, sichere Bewegung kann dazu beitragen, Schutzmechanismen zu regulieren und das System neu zu kalibrieren (Geneen et al., 2017; Caneiro et al., 2020).

Ein bewusster Umgang mit Schmerz entsteht dort, wo Wahrnehmung, Einordnung und Erfahrung zusammenkommen:

- Schmerz wird beschrieben, statt bewertet.
- Intensität wird im Verlauf beobachtet, statt isoliert beurteilt.
- Zusammenhänge im Alltag werden erkannt, statt vermieden.

Diese Haltung schafft Sicherheit. Sie erlaubt es, sich wieder zu bewegen, ohne ständig nach Anzeichen von Schaden zu suchen.

Gleichzeitig macht sie sensibel dafür, wann Pausen sinnvoll sind und wann Schonung eher verstärkt als entlastet.
Damit wird Schmerz zu dem, was er ursprünglich ist - eine Rückmeldung, mit der gearbeitet werden kann. Nicht gegen den Körper, sondern gemeinsam mit ihm.

Dieses Verständnis bildet die Grundlage für alles, was folgt. Denn wie wir uns bewegen, wie wir Haltung einnehmen und wie wir Belastung gestalten, hängt unmittelbar davon ab, wie wir Schmerz deuten. Die nächsten Kapitel greifen genau diesen Zusammenhang auf und richten den Blick darauf, welche Rolle Haltung, Bewegung und therapeutische Ansätze dabei spielen.

Merksatz

Schmerz ist eine Rückmeldung, kein Gegner.
Wer Schmerz versteht, kann ihn einordnen – und dadurch sicherer mit Bewegung und Belastung umgehen.
Dieser Perspektivwechsel eröffnet neue Handlungsmöglichkeiten.

Kapitel 5 – Haltung und ihre Mythen

Haltung spielt für viele Menschen eine zentrale Rolle, wenn es um Schmerzen geht. Sie wird beobachtet, bewertet und häufig korrigiert. Gleichzeitig ist Haltung mit zahlreichen Regeln verknüpft, die Sicherheit versprechen sollen. Viele dieser Regeln entstehen aus Vereinfachungen und halten sich über Jahre, obwohl sie wissenschaftlich nicht belegt sind.

Im Zusammenhang mit Schmerzen wirken diese Vorstellungen stark auf das Verhalten. Sie beeinflussen, wie sich Menschen bewegen, wie sie Belastung einschätzen und wie viel Vertrauen sie ihrem Körper zutrauen. Genau hier liegt ihre Wirkung – weniger in der Haltung selbst, sondern in der Bedeutung, die ihr zugeschrieben wird.

5.1 Richtig und Falsch: Warum Haltung keine Ursache belegt

In der wissenschaftlichen Forschung wurde wiederholt untersucht, ob bestimmte Haltungen Rückenschmerzen erklären können. Der aktuelle Stand ist eindeutig: Es gibt keinen belastbaren Beweis dafür, dass eine bestimmte Haltung Rückenschmerz verursacht. Eine aktuelle systematische Übersichtsarbeit mit Meta-Analyse untersuchte zahlreiche Studien, in denen Haltungsparameter wie Beckenstellung, Wirbelsäulenkrümmung oder Asymmetrien bei

Menschen mit und ohne Rückenschmerzen verglichen wurden. Das Ergebnis zeigt: Einzelne Messunterschiede lassen sich erfassen, sie sind jedoch nicht geeignet, um Schmerzen zu erklären oder vorherzusagen. Haltung erweist sich damit nicht als Ursache von Rückenschmerz (Sugavanam et al., 2024).

Diese Einordnung ist wichtig. Messbar bedeutet nicht ursächlich. Wenn ein Zusammenhang nicht stabil, reproduzierbar und erklärend ist, gilt er wissenschaftlich nicht als Ursache.

Beispiel:
Zwei Personen sitzen im Alltag ähnlich. Beide wirken „krumm". Eine Person ist beschwerdefrei, die andere hat Schmerzen. Ebenso gibt es Menschen mit sehr aufrechter Haltung, die starke Beschwerden entwickeln. Diese Beobachtungen entsprechen genau der Studienlage: Haltung allein erklärt Schmerz nicht.

Merksatz:
Nach aktuellem wissenschaftlichem Stand erklärt Haltung Schmerz nicht. Es gibt keine Haltung, die als Ursache für Rückenschmerzen belegt ist.

5.2 Wie Angst vor Bewegung Belastbarkeit reduziert

Auch wenn Haltung keinen Schaden belegt, beeinflusst sie Schmerzen über einen anderen Mechanismus: Über Überzeugungen. Viele Menschen haben gelernt, dass bestimmte Bewegungen oder Positionen riskant seien. Diese Annahmen führen zu Vorsicht und Einschränkung.

Aktuelle Analysen von Rückenüberzeugungen zeigen, dass Gedanken wie *„Der Rücken ist verletzlich"* oder *„Bewegung kann schaden"* eng mit Aktivitätsvermeidung verknüpft sind. Besonders zentral sind dabei Überzeugungen zu Schädigung, Schonung und Bewegungseinschränkung (Liew & Darlow, 2024).

Diese Überzeugungen verändern Verhalten. Bewegungen werden langsamer, kontrollierter und angespannt ausgeführt. Belastung wird vermieden oder reduziert. Kurzfristig kann das Sicherheit vermitteln. Langfristig sinkt die Belastbarkeit.

Beispiel:
Eine Person vermeidet das Heben aus gebeugter Haltung, aus Sorge um die Wirbelsäule. Alltägliche Bewegungen werden bewusst korrigiert. Die Muskulatur bleibt angespannt, die Atmung flacher, Bewegungen werden anstrengender. Mit der Zeit werden selbst leichte Belastungen als unangenehm erlebt. Die Einschränkung verstärkt sich.

Diese Entwicklung ist gut beschrieben: Anhaltende Schonung und Vermeidung reduzieren die Anpassungsfähigkeit von Gewebe und Nervensystem. Beschwerden können dadurch bestehen bleiben oder sich ausweiten (Hodges & Smeets, 2015).

Merksatz:
Angst vor „falscher" Haltung führt häufig zu Anspannung und Vermeidung. Diese Vorsicht kann Belastbarkeit verringern und Beschwerden verstärken.

5.3 Variabilität statt Perfektion – wie Belastbarkeit entsteht

Der menschliche Körper ist auf Anpassung ausgelegt. Belastbarkeit entsteht durch Wechsel, nicht durch dauerhafte Fixierung. Forschung zeigt, dass Menschen mit anhaltenden Rückenschmerzen im Alltag häufig weniger unterschiedliche Haltungen und Bewegungsstrategien nutzen.

In einer aktuellen Untersuchung wurden Haltungspositionen über 24 Stunden im Alltag gemessen. Menschen mit chronischem Rückenschmerz zeigten weniger unterschiedliche Hauptpositionen als beschwerdefreie Personen. Die Bewegungsvielfalt war reduziert (Liew & Darlow, 2024).

Auch Studien zum Sitzen zeigen: Nicht eine bestimmte Sitzposition ist entscheidend, sondern die Möglichkeit, Positionen zu verändern. Dynamisches Sitzen führt nicht automatisch zu weniger Schmerz, unterstützt jedoch Bewegungswechsel und Belastungsverteilung (O'Sullivan et al. 2015).

Beispiel:
Wer über Stunden versucht, *„aufrecht"* zu sitzen, belastet den Körper einseitig. Wer regelmäßig Positionen wechselt, aufsteht, sich umsetzt oder bewegt, verteilt Belastung. Diese Verteilung erhält Anpassungsfähigkeit.
Der entscheidende Faktor ist nicht die Form einer Haltung, sondern ihre Dauer und Variabilität.

Merksatz:
Belastbarkeit entsteht durch Wechsel. Variabilität erhält Anpassungsfähigkeit, nicht Perfektion.

Wenn Haltung weder Schaden belegt noch strikt kontrolliert werden muss, verändert sich der Umgang mit Bewegung. Der Fokus verschiebt sich von Korrektur zu Belastbarkeit, von Vermeidung zu Anpassung. Auf dieser Grundlage wird es möglich, gezielt mit Bewegung, Training und therapeutischer Unterstützung zu arbeiten.

Wie dieser Schritt praktisch umgesetzt wird und welche Prinzipien dabei entscheidend sind, wird im nächsten Kapitel dargestellt.

Kapitel 6 – Zwischen Wirbel und Säule: Der Moment der Umsetzung

Nach dem Verständnis von Schmerz, Haltung und Belastbarkeit stellt sich eine zentrale Frage: Wie gelingt der Weg aus Beschwerden konkret? Wissen allein reicht nicht aus. Veränderung entsteht dort, wo Orientierung, Begleitung und Umsetzung zusammenkommen. Genau hier beginnt Therapie.

Therapie bedeutet in diesem Zusammenhang nicht Behandlung im passiven Sinn. Passiv meint Maßnahmen, bei denen etwas mit dem Körper gemacht wird, ohne dass der Mensch selbst aktiv beteiligt ist – zum Beispiel durch reines Liegen, Gedrückt werden oder Behandelt werden, ohne die eigene Bewegung, Wahrnehmung oder Belastung zu verändern.

Solche Maßnahmen können kurzfristig angenehm sein. Sie können entspannen, ablenken oder ein bekanntes Schmerzgefühl vorübergehend überlagern. Was sie jedoch nicht leisten, ist eine nachhaltige Veränderung von Belastbarkeit, Bewegungssicherheit oder dem Umgang mit dem eigenen Körper. Genau deshalb führen sie allein selten aus Beschwerden heraus.

Physiotherapie verfolgt einen anderen Ansatz. Sie ist ein aktiver, strukturierter Prozess, in dem Belastbarkeit, Bewegungssicherheit und Vertrauen in den eigenen Körper schrittweise wieder aufgebaut werden. Ihre besondere Rolle liegt darin, genau die Ebenen miteinander zu verknüpfen, die für nachhaltige Veränderung entscheidend sind: Bewegung, Belastung, Atmung, muskuläre Kontrolle, Schmerzverarbeitung und Alltag.

Physiotherapie ersetzt nicht das eigene Tun. Sie gibt Orientierung, Struktur und Begleitung für einen Prozess, der nur gemeinsam wirksam werden kann.

6.1 Die Rolle der Physiotherapie

Physiotherapie ist die Berufsgruppe, die Bewegungsverhalten professionell, individuell und im Zusammenhang analysiert. Dabei geht es nicht um einzelne Muskeln oder isolierte Übungen, sondern um das Zusammenspiel aus Bewegung, Belastung, Haltung, Atmung, Kraft, Koordination und Schmerzverarbeitung.

Studien zeigen, dass patientenzentrierte, aktive physiotherapeutische Ansätze bei Rückenbeschwerden wirksamer sind als rein passive Maßnahmen. Entscheidend ist dabei die individuelle Anpassung an die Ausgangssituation und an die Anforderungen des Alltags (Foster et al., 2018; Geneen et al., 2017).

Menschen mit anhaltenden Beschwerden stehen häufig vor sehr konkreten Herausforderungen, die sie allein nur schwer bewältigen können. Dazu gehören insbesondere:

- fehlende objektive Einschätzung der aktuellen Belastbarkeit
  Betroffene wissen oft nicht, was sie ihrem Körper aktuell zutrauen können, ohne Beschwerden zu verstärken.
- keine klare Startdosierung für Bewegung und Belastung
  Es fehlt die Antwort auf die Frage, womit begonnen werden soll - wie viel, wie oft, wie intensiv.
- keine Struktur für Belastungssteigerung
  Fortschritt entsteht nicht zufällig. Ohne Plan bleibt Belastung entweder zu niedrig oder wird zu schnell gesteigert.
- fehlende Rückmeldung, ob Reaktionen normal oder problematisch sind
  Veränderungen werden häufig falsch interpretiert, weil Vergleichswerte fehlen.
- keine Übertragung auf den eigenen Alltag
  Übungen werden nicht mit Arbeit, Freizeit oder Alltagsbewegungen verknüpft.

Diese Punkte lassen sich nicht durch Motivation oder Wissen allein lösen. Sie erfordern eine fachliche Analyse und eine strukturierte Planung. Genau hier liegt die Aufgabe der Physiotherapie.

Physiotherapie analysiert die individuelle Ausgangslage und übersetzt sie in einen konkreten Handlungsrahmen. Dieser beschreibt:

1. wo begonnen wird,
2. wie Belastung dosiert wird,
3. wann Anpassungen sinnvoll sind,
4. wie Fortschritte überprüft werden,
5. wie der erreichte Zustand im Alltag erhalten bleibt.

Der Prozess erfolgt in Zusammenarbeit mit der betroffenen Person. Ziel ist es, dass Patient*innen nicht dauerhaft auf Therapie angewiesen sind, sondern lernen, Belastung selbst einzuschätzen, angemessen zu reagieren und bei erneuten Beschwerden zunächst eigenverantwortlich zu handeln. Erst wenn diese eigenen Möglichkeiten nicht mehr ausreichen, wird eine erneute professionelle Analyse notwendig.

Merksatz:
Physiotherapie liefert die fehlende Struktur. Sie bestimmt den Einstieg, steuert die Belastungsentwicklung und ermöglicht, Selbstwirksamkeit im Alltag aufzubauen und zu erhalten.

6.2 Stabilität durch Loslassen

Stabilität wird im Zusammenhang mit Rückenbeschwerden häufig missverstanden. Gemeint ist dabei nicht, den Körper möglichst fest anzuspannen oder Bewegungen bewusst zu kontrollieren. Stabilität beschreibt vielmehr die Fähigkeit, den Körper während Bewegung so zu organisieren, dass Lasten aufgenommen, verteilt und weitergeleitet werden können.

Viele Menschen verbinden Stabilität mit Anspannung. Der Körper wird bewusst gehalten, Bewegungen werden kontrolliert ausgeführt, die Atmung wird unbewusst flacher oder angehalten. Dieses Verhalten fühlt sich zunächst sicher an.

Kurzfristig entsteht dadurch tatsächlich ein Gefühl von Stabilität. Langfristig hat diese Strategie jedoch einen Nachteil: Die automatische Stabilisation wird blockiert.

Die tief liegende Rumpfmuskulatur ist nicht dafür gedacht, dauerhaft bewusst angespannt zu werden. Sie arbeitet im Hintergrund, passt sich Bewegung an und reagiert auf Belastung – solange Atmung und Bewegung frei bleiben.

Wird die Atmung unter Belastung eingeschränkt, steigt die Grundspannung im Rumpf. Bewegung wird steifer, weniger ökonomisch und anstrengender. Die Dauerhafte erhöhte Spannung kann dabei selbst zur Quelle von Beschwerden etwa in Form von Verspannungen oder Schmerzen. Das Gefühl von Instabilität entsteht dann nicht, weil etwas geschädigt ist, sondern weil die koordinierte Zusammenarbeit der stabilisierenden Systeme gestört ist.

Stabilität entsteht nicht durch Festhalten, sondern durch Anpassungsfähigkeit. Sie zeigt sich darin, dass der Körper Lasten aufnehmen kann, während Bewegung und Atmung im Fluss bleiben. Stabilität ist damit keine starre Spannung, sondern eine dynamische Kontrolle, die Bewegung ermöglicht.

Die Wirbelsäule wird nicht durch einzelne Muskeln „gehalten". Stabilität entsteht durch das Zusammenspiel mehrerer Muskelgruppen. Dazu gehören oberflächliche Muskeln, die größere Bewegungen unterstützen, und tiefer liegende Muskeln, die nah an der Wirbelsäule arbeiten und sie während Bewegung führen. Ein zentraler Bestandteil davon ist die autochthone Rückenmuskulatur, die direkt entlang der Wirbelsäule verläuft und segmental stabilisierend wirkt.

Ergänzt wird dieses System durch die Core-Stabilität. Damit ist die tiefe muskuläre Verbindung zwischen Brustkorb und Becken gemeint. Dieser Bereich bildet das funktionelle Zentrum des Körpers und muss im Alltag besonders viel Last bewältigen – etwa beim Heben, Tragen, Drehen, Aufstehen oder bei längeren Sitzphasen.

Diese Muskelgruppen haben eine gemeinsame Eigenschaft: Sie lassen sich nicht bewusst und gezielt ansteuern. Man kann das Gesäß anspannen oder die Bauchmuskulatur bewusst aktivieren. Zur autochthonen Rückenmuskulatur oder zur tiefen Core-Muskulatur lässt sich jedoch nicht willentlich sagen: „Jetzt bitte anspannen."

Das ist sinnvoll, denn diese Muskulatur ist dafür ausgelegt, automatisch zu arbeiten. Sie reagiert unbewusst auf Bewegung und Belastung und passt ihre Aktivität ständig an. Stabilität entsteht dadurch im Hintergrund, ohne dass bewusst gegengesteuert werden muss.

Ein entscheidender Zugang zu dieser automatischen Stabilität ist die Atmung. Studien zeigen, dass Atmung und Rumpfstabilität funktionell eng miteinander verschaltet sind. Die Atemmuskulatur ist Teil des Core-Systems und beeinflusst direkt, wie stabil der Rumpf arbeiten kann (Sannasi et al., 2023).

Hier zeigt sich der Zusammenhang zu Schonverhalten und Bewegungsvermeidung, wie sie in den vorherigen Kapiteln beschrieben wurden. Wenn Bewegungen aus Vorsicht kontrolliert, abgefangen oder vermieden werden, kommt es häufig zu bewusster Anspannung. Dabei wird unbewusst die Luft angehalten. Genau das blockiert die automatische Stabilisation.

Die autochthone Rückenmuskulatur und die tiefe Core-Muskulatur können ihre Aufgabe dann nicht mehr erfüllen. Statt Bewegung zu führen, wird der Körper fixiert. Belastung verteilt sich schlechter, Bewegung wird steifer und anstrengender. Das Gefühl von Instabilität entsteht nicht, weil etwas beschädigt ist, sondern weil die automatische Stabilisierung blockiert wird.

Stabilität kann wieder entstehen, wenn diese Blockaden abgebaut werden. Das bedeutet: Bewusste Schonhaltung lösen, übermäßige Anspannung reduzieren und Bewegung wieder zulassen.

Entscheidend ist dabei, dass die Atmung kontinuierlich weiterfließt. Wird weiter geatmet, kann die automatische Stabilisation wieder einsetzen. Beim Ausatmen erhöht sich die Aktivität der tiefen Core-Muskulatur häufig zusätzlich, was insbesondere bei höheren Lasten kurzfristig mehr Stabilität ermöglicht (Sannasi et al., 2023).

Beispiel 1 (Heben):
Beim Anheben einer schweren Tasche wird häufig die Luft angehalten. Der Körper spannt fest an, die Bewegung wirkt schwer und unsicher. Wird dieselbe Bewegung mit weiterfließender Atmung oder bewusst mit einem Ausatmen begonnen, verteilt sich die Last anders. Stabilität entsteht aus der Bewegung heraus, nicht durch Festhalten.

Beispiel 2 (Aufstehen mit Schmerz):

Ist das Aufstehen aus dem Sitzen schmerzhaft, kann zunächst beobachtet werden, ob dabei die Luft angehalten wird. Anschließend kann die Bewegung erneut ausgeführt werden, bewusst mit Ausatmen. Während der Ausatmung aufzustehen verändert häufig das Bewegungsgefühl – und nicht selten auch die Schmerzintensität. Diese unmittelbare Rückmeldung macht erfahrbar, dass Schmerz und Bewegung miteinander verknüpft sind und dass das eigene Bewegungsverhalten Einfluss nimmt. Physiotherapie nutzt diesen Zusammenhang gezielt. Sie arbeitet nicht mit isolierter Anspannung, sondern mit der Wiederherstellung automatischer Stabilität durch:

- Integration der Atmung in Bewegung
- Abbau von Fixierungs- und Schonstrategien
- Aufbau dynamischer Core-Stabilität unter alltagsnaher Belastung

Merksatz:

Stabilität bedeutet, Bewegung tragen zu können. Autochthone Rückenmuskulatur und Core arbeiten automatisch. Kontinuierliche Atmung ist der Schlüssel, um diese Stabilität wieder zuzulassen und Belastbarkeit im Alltag zu steigern.

6.3 Therapie als Entwicklungsprozess

Belastbarkeit lässt sich nicht herstellen wie ein fertiges Ergebnis. Sie entwickelt sich über Zeit. Dieser Prozess braucht Wiederholung, Anpassung und reale Bewegungserfahrungen. Studien zeigen, dass nachhaltige Veränderungen bei muskuloskelettalen Beschwerden in der Regel über mehrere Wochen entstehen und aktive Beteiligung dabei entscheidend ist (Hayden et al., 2021).

Wie lange dieser Weg dauert, ist individuell sehr unterschiedlich. Menschen, deren Beschwerden erst seit kurzer Zeit bestehen, finden häufig schneller zurück in belastbare Bewegung. Bei länger bestehenden Beschwerden, insbesondere nach Monaten oder Jahren von Schonung, Vermeidung oder wiederkehrenden Rückschlägen, braucht der Aufbau deutlich mehr Zeit. Ein allgemeines Zeitmaß gibt es dafür nicht.

Physiotherapeutische Verordnungen sind in der Praxis häufig zeitlich begrenzt, zum Beispiel auf sechs Behandlungseinheiten. Diese Einheiten stellen keinen abgeschlossenen Behandlungsprozess dar, sondern einzelne Abschnitte innerhalb eines Entwicklungsverlaufs. Ob dieser Abschnitt ausreicht oder verlängert werden muss, hängt nicht von der Anzahl der Termine ab, sondern vom bisherigen Verlauf, der Ausgangslage und den gesetzten Zielen.

Die Aufgabe der Physiotherapie besteht darin, diesen Prozess fachlich zu strukturieren. Das bedeutet, die Ausgangssituation zu analysieren, einen sinnvollen Einstieg festzulegen, Belastung zu dosieren und Anpassungen vorzunehmen, wenn sich der Zustand verändert. Physiotherapie gibt damit Orientierung und Richtung vor. Die Umsetzung selbst liegt jedoch bei der betroffenen Person. Übungen, Bewegungsanpassungen und neue Belastungsstrategien wirken nur dann, wenn sie regelmäßig angewendet werden.

Fortschritt entsteht nicht während der Behandlungseinheit, sondern durch Wiederholung im Alltag zwischen den Terminen. Jeder Termin dient deshalb vor allem dazu, den aktuellen Stand zu überprüfen, Rückmeldungen einzuordnen und den nächsten Schritt festzulegen. Eigenverantwortung bedeutet in diesem Zusammenhang nicht, auf sich allein gestellt zu sein. Sie bedeutet, den eigenen Körper aktiv in den Prozess einzubeziehen und die vermittelten Inhalte selbst umzusetzen. Physiotherapie zeigt, wie der Weg aussehen kann. Gehen muss ihn jede Person selbst.

Merksatz:

Therapie begleitet Entwicklung. Belastbarkeit entsteht durch eigene Wiederholung über Zeit, während Physiotherapie den Rahmen vorgibt, analysiert und den Prozess fortlaufend anpasst.

6.4 Ziele als Grundlage wirksamer Therapie

Ein wirksamer Therapieverlauf braucht klare Ziele. Nicht abstrakt und nicht auf eine unbestimmte Zukunft gerichtet, sondern konkret und zeitnah überprüfbar. Studien zeigen, dass gemeinsam definierte Ziele die Therapieadhärenz, die aktive Mitarbeit und den Behandlungserfolg deutlich verbessern. Besonders wirksam sind Ziele, die regelmäßig überprüft und angepasst werden (McPherson et al. 2016).

Entscheidend ist dabei, dass Ziele nicht vage formuliert werden wie „irgendwann wieder schmerzfrei sein“, sondern auf einen überschaubaren Zeitraum ausgerichtet sind. Therapie wirkt nicht in großen Sprüngen, sondern über nachvollziehbare Schritte. Gerade im Rahmen einer physiotherapeutischen Verordnung mit mehreren Einheiten hat es sich bewährt, Ziele so zu formulieren, dass sie innerhalb dieses Zeitraums überprüft werden können.

Damit Ziele im therapeutischen Kontext sinnvoll sind, müssen sie bestimmte Kriterien erfüllen. Bewährt hat sich dabei das sogenannte SMART-Prinzip, erweitert um einen zentralen Punkt:

- *spezifisch*: Das Ziel beschreibt konkret, welche Fähigkeit oder Aktivität verbessert werden soll.
- *messbar*: Fortschritt lässt sich überprüfen, zum Beispiel über Dauer, Strecke oder Schmerzintensität.

- *angepasst*: Das Ziel berücksichtigt die individuelle Ausgangssituation, den Alltag und die aktuelle Belastbarkeit der Person.
- *realistisch*: Das Ziel ist erreichbar, ohne zu überfordern.
- *zeitlich begrenzt*: Es gibt einen klaren Zeitraum, in dem überprüft wird, ob das Ziel erreicht wurde.

Ein Beispiel für ein solches Ziel wäre:
„In drei Wochen kann ich wieder 20 Minuten spazieren gehen, mit maximaler Schmerzintensität von 3 auf der numerischen Schmerzskala."

Ein Zeitraum von etwa drei Wochen ist dabei häufig sinnvoll. Er ist lang genug, um erste Anpassungen des Körpers zu ermöglichen, und kurz genug, um den Verlauf gemeinsam zu überprüfen. Zum Ende dieses Abschnitts können Physiotherapie und betroffene Person gemeinsam einschätzen, wie wirksam der gewählte Ansatz war und ob Anpassungen notwendig sind.

Im weiteren Verlauf der Therapie werden Ziele regelmäßig aktualisiert. Wird ein Ziel erreicht, kann ein neues formuliert werden. Dabei ist es sinnvoll, sich jeweils auf eine Aktivität zu konzentrieren, die aktuell am stärksten einschränkt oder im Alltag am meisten belastet. Häufig bestehen Beschwerden nicht nur bei einer Bewegung, sondern bei mehreren Alltagssituationen. Der

therapeutische Prozess bleibt überschaubar, wenn diese nicht gleichzeitig bearbeitet werden, sondern Schritt für Schritt.
In der physiotherapeutischen Praxis findet diese Form der Zieldefinition leider nicht immer statt. Therapie verläuft dann eher nach dem Prinzip „wir schauen mal, was passiert“. Für viele Betroffene bleibt dadurch unklar, worauf sie eigentlich hinarbeiten, woran Fortschritt erkennbar ist und wann Anpassungen sinnvoll wären.

Dieses Buch möchte dazu ermutigen, das Thema aktiv anzusprechen. Es ist sinnvoll, Physiotherapeut*innen gezielt auf eine gemeinsame Zielformulierung anzusprechen und sich dabei unterstützen zu lassen. Zielarbeit ist keine Zusatzforderung, sondern ein zentrales Werkzeug, um Therapie wirksam zu gestalten.

Gemeinsam definierte Ziele ermöglichen konkret:

- Orientierung darüber, woran aktuell gearbeitet wird
- Klarheit darüber, was im Alltag umgesetzt werden soll
- eine nachvollziehbare Einschätzung, ob der eingeschlagene Weg passend ist
- frühzeitiges Erkennen, wann Anpassungen nötig sind
- aktive Beteiligung statt passivem „Behandeltwerden“
- Entwicklung von Selbstwirksamkeit im Umgang mit Beschwerden

Die gemeinsame Zielformulierung knüpft dabei direkt an die Inhalte der vorherigen Kapitel an. Wer gelernt hat, Schmerz einzuordnen, Belastung zu verstehen und Bewegung nicht mehr als Gefahr zu bewerten, kann diese Erkenntnisse in der Zielarbeit konkret anwenden. Ziele übersetzen Wissen in Handlung. Sie machen aus Beobachtung eine Richtung und aus Unsicherheit eine überprüfbare Aufgabe.

Gerade dadurch entsteht Selbstwirksamkeit. Betroffene erleben, dass ihr eigenes Verhalten Einfluss hat - auf Schmerzfeedback, auf Belastbarkeit und auf den Alltag. Fortschritt wird nicht mehr dem Zufall oder äußeren Maßnahmen zugeschrieben, sondern dem eigenen Handeln innerhalb eines klaren Rahmens. Zielarbeit verbindet damit Verstehen, Tun und Überprüfen – und macht Veränderung nachvollziehbar und steuerbar.

Viele Menschen setzen sich das Ziel, schmerzfrei zu werden. Dieser Wunsch ist verständlich, bietet jedoch wenig Orientierung. Schmerz schwankt, reagiert auf Belastung, Stress, Schlaf und Tagesform. Fortschritt bleibt so oft unsichtbar.
Hilfreicher ist es, Ziele über Fähigkeiten zu definieren. Gemeint sind konkrete Handlungen oder Tätigkeiten, die wieder möglich werden sollen: Längeres Gehen, Treppensteigen, Sitzen, Heben oder Arbeiten im Alltag.

Solche Ziele machen Veränderung greifbar. Sie erlauben es, Fortschritt zu erkennen, auch wenn Schmerzen noch nicht vollständig verschwunden sind. Gleichzeitig bleibt Belastung steuerbar: Wenn ein Ziel aktuell zu anspruchsvoll ist, kann es angepasst werden, ohne dass der gesamte Prozess infrage gestellt wird.

Zielarbeit bedeutet in diesem Zusammenhang nicht, sich unter Druck zu setzen. Sie dient der Orientierung. Sie beantwortet die Frage, *wohin* Entwicklung gehen soll anstatt festzulegen, wie schnell sie stattfinden muss.

Merksatz:
Zeitnah definierte, angepasste Ziele strukturieren Therapie. Sie machen Fortschritt überprüfbar, ermöglichen gezielte Anpassung und unterstützen einen wirksamen Entwicklungsprozess.

6.5 Was Therapie leisten kann – und was nicht

Therapie kann viel leisten. Sie gibt Orientierung, strukturiert Prozesse und ermöglicht Entwicklung. Sie handelt jedoch nicht stellvertretend und stellt keine Veränderung her, die ohne eigenes Zutun bestehen bleibt.

Im Verlauf dieses Buches wurde deutlich, dass Beschwerden nicht isoliert entstehen. Schmerz ist ein verarbeitetes Signal, kein direkter Beweis für Schaden. Belastbarkeit passt sich an Nutzung und Vermeidung an. Bewegung, Atmung und Wahrnehmung beeinflussen, wie der Körper reagiert. Therapie setzt genau an diesen Zusammenhängen an.

Was Therapie leisten *kann*:

- Analyse des aktuellen Bewegungsverhaltens und der Belastungssituation
- Einordnung von Schmerzfeedback und körperlichen Reaktionen
- Anleitung, wie Belastung sinnvoll begonnen, gesteigert und angepasst wird
- Verknüpfung von Bewegung, Atmung und Stabilität
- Strukturierung des Entwicklungsprozesses und effiziente Gestaltung der Schritte
- Unterstützung beim Aufbau von Selbststeuerung und Belastbarkeit

Was Therapie *nicht* leisten kann:

- vollständige und sofortige Beseitigung aller Beschwerden
- Übernahme der Verantwortung für den Alltag
- Abkürzung oder Beschleunigung biologischer Entwicklungsprozesse
- Aufbau von Belastbarkeit bei gleichzeitiger Bewegungsvermeidung
- Ersatz für Wiederholung, Zeit und eigenes Handeln

Passive Maßnahmen können kurzfristig entlasten oder angenehm sein. Sie verändern das Empfinden, nicht jedoch die Grundlagen von Bewegung, Belastbarkeit und Selbstwirksamkeit. Für nachhaltige Veränderung reicht das nicht aus.

Aus dieser Einordnung ergibt sich, dass Bewegung im Alltag für viele Menschen allein nicht ausreicht, um verlorene Belastbarkeit wieder aufzubauen. In solchen Fällen kann ein gezielter Belastungsaufbau sinnvoll sein, häufig in Form von Krafttraining. Krafttraining beschreibt hier eine strukturierte, dosierte Belastung, durch die der Körper wieder Reserven aufbauen kann. Dadurch werden alltägliche Bewegungen besser toleriert und fühlen sich insgesamt leichter an.

Diese Einordnung wird durch aktuelle wissenschaftliche Untersuchungen gestützt. In einer systematischen Übersichtsarbeit wurden die Effekte von Kraft- bzw. Widerstandstraining auf Schmerz, Muskelkraft und funktionelle Leistungsfähigkeit untersucht. Die Ergebnisse zeigen, dass gezieltes Krafttraining Schmerzen reduzieren und die funktionelle Belastbarkeit im Alltag verbessern kann (Lim et al., 2024). Dabei erwies sich eine regelmäßig angepasste, individuell machbare Belastung als wirksam. Krafttraining unterstützt in diesem Zusammenhang den Aufbau von Handlungsspielraum im Alltag, indem es dem Körper gezielt Fähigkeiten zurückgibt, die im Alltag oft vorausgesetzt werden: Kraft, Belastbarkeit und die Sicherheit, Anforderungen bewältigen zu können. Es schafft eine körperliche Grundlage, auf der Bewegung wieder als machbar erlebt wird.

In der Physiotherapie nimmt Krafttraining dabei eine besondere Rolle ein. Es wird nicht isoliert verstanden, sondern eingebettet in Einordnung, Wahrnehmung und Steuerung. Physiotherapie kann helfen, geeignete Belastungsreize zu wählen, sie an individuelle Voraussetzungen anzupassen und Rückmeldungen des Körpers richtig zu interpretieren. So wird Krafttraining zu einem Mittel, mit dem Entwicklung gezielt begleitet und Überforderung vermieden werden kann.

Krafttraining verdeutlicht exemplarisch den Kern physiotherapeutischer Arbeit, indem Belastung eingeordnet, gezielt gesteuert und als wiederholbarer Entwicklungsprozess genutzt wird.

Therapie ist deshalb kein punktuelles Ereignis, sondern ein begleiteter Entwicklungsprozess. Sie unterstützt dabei, das im Buch beschriebene Wissen praktisch umzusetzen: Reize einzuordnen, Bewegung wieder zuzulassen, Belastung schrittweise zu steigern und Rückmeldungen des Körpers als Information zu nutzen.
Je klarer diese Rolle verstanden wird, desto gezielter lässt sich Therapie einsetzen. Sie wird nicht zu einer dauerhaften Abhängigkeit, sondern zu einem Werkzeug, das dort unterstützt, wo Orientierung, Analyse oder Anpassung notwendig sind.

Damit schließt sich der Kreis zu den grundlegenden Fragen dieses Buches - wie Schmerz entsteht, wie er bewertet wird und wie Bewegung, Belastung und Wahrnehmung den Körper verändern.
Aus diesen Bausteinen ergibt sich kein starres Konzept, sondern ein Gesamtverständnis, das den Umgang mit Beschwerden langfristig verändert.

Merksatz:
Therapie gibt Struktur und Richtung. Veränderung entsteht durch eigenes Handeln über Zeit.

Kapitel 7 – Zusammenführung und Ausblick

Am Anfang dieses Buches steht ein Zustand, den viele Betroffene sofort wiedererkennen: Beschwerden sind da, vielleicht schon lange. Und gleichzeitig fehlt etwas Entscheidendes – eine klare, verlässliche Orientierung. Was bedeutet der Schmerz? Was darf Belastung? Was sollte vermieden werden? Was ist „kaputt“ und was ist „normal“? Und vor allem: Was ist der nächste sinnvolle Schritt? Genau an dieser Stelle entsteht häufig der Teufelskreis, der Beschwerden nicht nur begleitet, sondern verstärkt. Kapitel 7 fasst deshalb nicht nur Inhalte zusammen, sondern ordnet sie so, dass am Ende klar ist: Was ist der Teufelskreis? Wodurch wird er genährt? Und welche Schritte führen heraus?

7.1 Der Teufelskreis

Der Teufelskreis beginnt selten mit „zu wenig Willenskraft“ oder „falscher Einstellung“. Er beginnt meist mit einem völlig nachvollziehbaren Reflex: Unsicherheit erzeugt Vorsicht.
Wenn Schmerzen nicht eingeordnet werden können, passiert oft Folgendes:

- Schmerz wird als Gefahr gedeutet, weil kein anderer Rahmen vorhanden ist.
- Bewegung wird vorsichtiger, langsamer, kontrollierter – oft ohne es bewusst zu merken.

- Belastung wird reduziert, um „nichts schlimmer zu machen“.
- Anspannung steigt, oft zusammen mit flacherer Atmung oder Luftanhalten.
- Belastbarkeit sinkt, weil Körper und Nervensystem weniger passende Reize bekommen.
- Schmerz wird präsenter, weil er häufiger „getriggert“ wird und schneller als Warnsignal anspringt.
- Vertrauen in den eigenen Körper nimmt ab, weil jede Reaktion schwer einschätzbar wirkt.

Das Ergebnis fühlt sich dann so an, als würde der Körper „immer empfindlicher“ werden. Und genau das ist die zentrale Falle: Nicht weil der Körper schwächer *sein muss*, sondern weil er anders genutzt wird – vorsichtiger, angespannter, weniger variabel, weniger belastet.

Der Kern dieses Buches ist deshalb nicht „noch mehr Information“, sondern eine neue Ordnung: Beschwerden werden erklärbar, damit sie wieder steuerbar werden.

7.2 Was dieses Buch von Beginn an klärt: Orientierung statt Angst

Kapitel 1 setzt an der Unsicherheit an und macht deutlich: Selbstwirksamkeit fehlt häufig nicht, weil Betroffene nicht wollen, sondern weil ihnen die Logik fehlt, nach der sie ihren Körper einschätzen können. Ohne diese Logik wird jede Entscheidung zur Belastung. Dann wird aus Alltag schnell Überforderung – oder aus Vorsicht langfristig ein Problem.

Kapitel 2 nimmt dem Rücken die Rolle des fragilen „Problemträgers“. Die Wirbelsäule wird als das beschrieben, was sie ist, nämlich ein belastbares, anpassungsfähiges System. Veränderungen, die in Befunden auftauchen, sind oft nicht die Erklärung für Schmerzen. Das bedeutet nicht, dass Beschwerden „eingebildet“ sind – sondern, dass die Lösung häufig nicht dort liegt, wo viele zuerst suchen.

Kapitel 3 macht den nächsten entscheidenden Schritt: Belastbarkeit entsteht nicht durch Schonung, sondern durch passende Reize. Mehr ist nicht automatisch besser. Zu wenig Reiz erhält keine Anpassung. Zu viel Reiz überfordert. Der „richtige“ Weg liegt dazwischen, quasi zwischen Wirbel und Säule: Dosieren, steuern, wiederholen. Genau dadurch entsteht langfristig wieder Sicherheit – im Körper und im Alltag.

Spätestens hier wird klar: Der Ausweg ist nicht „nie wieder belasten“, sondern wieder lernen, wie Belastung funktioniert.

7.3 Schmerz richtig einordnen: Signal statt Beweis

Kapitel 4 bringt Ordnung in das emotionalste Thema: Schmerz.
Der zentrale Perspektivwechsel lautet nicht „Schmerz ignorieren“, sondern:

- Schmerz ist *ein Signal,* das im Nervensystem verarbeitet wird.
- Schmerz ist *kein Beweis,* dass etwas kaputt ist.
- Schmerz ist *veränderbar,* weil Verarbeitung veränderbar ist.

Damit dieses Wissen praktisch wird, führt Kapitel 4 Schritt für Schritt durch das, was Betroffene tatsächlich brauchen:

- Schmerz verstehen (wie Verarbeitung entsteht)
- Schmerz entdramatisieren (Schmerz ≠ Schadenbeweis)
- Schmerz wahrnehmen und einordnen (Qualitäten, Kontext, typische Muster)
- Schmerz messbar machen (Intensität im Verlauf, Ruhe vs. Belastung)
- eigenes Erleben verstehen (wann tritt Schmerz auf, wodurch verändert er sich)
- ein neuer Umgang mit Schmerz (Signal nutzen statt in Angst feststecken)

Das ist kein theoretischer Teil „fürs Wissen", sondern die Grundlage für Handeln:
Wer Schmerz einordnen kann, verliert nicht die Sensibilität, sondern gewinnt Steuerung.

7.4 Haltung entlasten: Raus aus Regeln, rein in Belastbarkeit

Kapitel 5 räumt mit einem der hartnäckigsten Mythen auf: Der Vorstellung, dass es eine „richtige Haltung" gibt, die Schmerzen verhindert – und eine „falsche", die Schäden verursacht.

Das Buch zeigt hier drei entscheidende Punkte:

1. Haltung erklärt Schmerz nicht als Ursache.
2. Angst vor falscher Haltung macht häufig mehr Probleme als die Haltung selbst, weil sie zu Anspannung und Vermeidung führt.
3. Variabilität ist der Schutzfaktor, nicht Perfektion.

Dieser Teil ist für viele Leser*innen der Moment, in dem klar wird: Nicht der Rücken ist „das Problem". Oft ist es die ständige Kontrolle, die Vorsicht, das Festhalten, das Überkorrektur-Verhalten – und damit die dauerhafte Einschränkung von natürlicher Bewegung.
Das Buch macht dabei keine neue starre Regel auf. Es ersetzt eine starre Haltungsidee durch ein Prinzip: Wechsel. Anpassung. Variabilität.

7.5 Umsetzung: Wie der Weg der Selbstwirksamkeit beginnt

Kapitel 6 ist der Schritt „ins Eingemachte“: Das Wissen wird zu einem Plan. Der wichtigste Gedanke ist dabei bewusst direkt:Therapie ist kein Reparaturvorgang. Therapie ist ein Entwicklungsprozess.

Das Kapitel klärt in einer klaren Reihenfolge:

- Physiotherapie liefert Struktur: Einstieg, Dosierung, Anpassung, Überprüfung.
- Stabilität entsteht nicht durch Festhalten, sondern durch Loslassen von Kontrolle – insbesondere über Atmung und Bewegung.
- Entwicklung braucht Zeit, Wiederholung und Eigenverantwortung – individuell unterschiedlich, je nach Dauer und Muster der Beschwerden.
- Ziele machen Therapie wirksam, weil sie messbar machen, was sonst diffus bleibt.
- Therapie kann viel – aber sie ersetzt nicht das eigene Tun, nicht die Zeit und nicht den Entwicklungsprozess.

Damit entsteht aus dem Buch keine „Motivationsidee“, sondern ein realistisches Bild: Veränderung passiert nicht im Behandlungsraum, sondern zwischen den Terminen. Therapie kann nicht stellvertretend leben – sie kann aber den Weg präzise markieren.

7.6 Der Weg aus dem Teufelskreis: Die Schritte als klare Reihenfolge

Damit am Ende nicht nur „viel verstanden" bleibt, sondern ein eindeutiger Handlungsrahmen, lässt sich der Weg aus dem Buch in eine klare Reihenfolge bringen:

1. Befunde entdramatisieren
   Nicht alles Messbare ist Ursache. Nicht alles Sichtbare erklärt Schmerz.
2. Belastbarkeit als Prinzip verstehen
   Körper passt sich an Nutzung an. Anpassung braucht Reiz und Zeit.
3. Schmerz als Signal einordnen
   Schmerz ist real, aber kein Beweis für Schaden.
4. Muster erkennen statt Angst verstärken
   Wann tritt Schmerz auf? Wodurch wird er besser? Ruhe vs. Belastung?
5. Variabilität statt Kontrolle nutzen
   Wechsel statt Perfektion. Bewegung wieder zulassen.
6. Therapeutisch strukturiert starten
   Analyse → Einstieg → Dosierung → Anpassung → Überprüfung.
7. Im Alltag wiederholen
   Kleine, passende Schritte – regelmäßig – statt seltener großer Anläufe.

Diese Reihenfolge ist genau deshalb wirksam, weil sie den Teufelskreis an seinen Haupttreibern unterbricht: Unsicherheit, Vermeidung, Anspannung, fehlende Steuerung.

Dass Bewegung sinnvoll ist, wissen viele Menschen. Schwieriger ist es, sie im Alltag verlässlich umzusetzen. Müdigkeit, Verpflichtungen und Entscheidungslast machen es schwer, regelmäßig aktiv zu bleiben.

Motivation ist dabei ein unsicherer Begleiter. Sie schwankt und lässt sich nicht zuverlässig abrufen. Struktur hingegen entlastet. Feste, machbare Abläufe nehmen Entscheidungen ab und machen Bewegung planbar.

Schon kleine, regelmäßig wiederholte Einheiten können wirksam sein. Entscheidend ist nicht die Intensität einzelner Tage, sondern die Verlässlichkeit über Zeit. Bewegung darf dabei auch nüchtern sein – nicht jeder Schritt muss sich gut anfühlen, um sinnvoll zu sein. Diese Perspektive nimmt Druck aus dem Prozess. Entwicklung entsteht nicht durch Perfektion, sondern durch Wiederholung.

7.7 Für Betroffene, für Angehörige – und für den richtigen Moment

Dieses Buch richtet sich nicht nur an Menschen, die aktuell mitten in Beschwerden stecken. Es passt auch zu anderen Situationen:

- Wenn Beschwerden frisch beginnen und die Angst entsteht, „dass es jetzt chronisch wird“.
- Wenn Beschwerden seit Jahren bestehen und der Eindruck entstanden ist, es gäbe keinen Weg mehr heraus.
- Wenn Angehörige verstehen wollen, warum gut gemeinte Ratschläge („Schon dich“, „Sitz gerade“, „Mach das nicht“) oft genau das verstärken, was Betroffene belastet.

Das Buch ersetzt keine Diagnose und keine individuelle Therapie. Es ersetzt etwas, das vielen lange fehlt: Eine nachvollziehbare Logik. Und damit eine Grundlage für Handeln.

Denn Handlung entsteht durch Klarheit: Wenn klar ist, warum etwas passiert, wird es möglich, den nächsten Schritt zu gehen.
Bevor der letzte Satz steht, ist deshalb ein letzter Gedanke wichtig: Der Weg aus Beschwerden muss nicht aus „riesiger Arbeit“ bestehen. Er muss nicht perfekt sein. Er muss nicht sofort alles verändern. Entscheidend ist, dass der Einstieg stimmt – und dass die Schritte angepasst sind. Genau dafür ist Begleitung sinnvoll.

So darf am Ende etwas stehen, das viele lange nicht mehr spüren: Klarheit. Handlungsfähigkeit. Bewegungsspielraum.

Wenn Bewegung wieder möglich wird, verliert Schmerz an Bedeutung.

Nachhaltige Veränderung beginnt dort, wo Verantwortung wieder beim eigenen Handeln liegt.

Nachwort

Warum dieses Buch entstanden ist

Dieses Buch ist entstanden, weil viele Menschen mit Wirbelsäulenbeschwerden gut versorgt wirken – und sich dennoch orientierungslos fühlen. Diagnosen liegen vor, Befunde wurden erhoben, Bildgebung ist erfolgt, Physiotherapie wurde begonnen. Und trotzdem bleibt am Ende häufig dieselbe Unsicherheit bestehen.

Begriffe wie Bandscheibenvorfall, Degeneration, Instabilität oder Verschleiß stehen im Raum, ohne dass klar wird, was sie im konkreten Fall bedeuten. Bilder zeigen Veränderungen, ohne einzuordnen, ob diese relevant, erklärend oder zufällig sind. Empfehlungen werden ausgesprochen, ohne zeitlichen Rahmen und ohne klare Aussage darüber, was erlaubt, sinnvoll oder unbedenklich ist.

Die Folge ist kein Mangel an Information, sondern ein Mangel an Orientierung.

Viele Betroffene wissen, *was* gefunden wurde, aber nicht, *wie belastbar* ihr Körper tatsächlich ist. Sie wissen, *dass* Bewegung empfohlen wird, aber nicht, *wie* sie beginnen sollen oder woran sie sich orientieren können. Sie hören Warnungen vor bestimmten

Bewegungen, ohne zu erfahren, ob diese dauerhaft gelten oder Teil einer Übergangsphase sind.

Aus dieser Unklarheit entsteht Vorsicht. Belastung wird reduziert, nicht aus Bequemlichkeit, sondern aus Verantwortungsgefühl. Entscheidungen werden vermieden, weil die Konsequenzen nicht abschätzbar erscheinen. Der eigene Körper wird zunehmend als unsicher erlebt.

Genau hier setzt dieses Buch an.

Es übersetzt medizinische Begriffe in Bedeutung. Es ordnet Befunde in ihren tatsächlichen Zusammenhang ein. Es stellt Belastbarkeit wieder in einen realistischen Rahmen. Ziel ist nicht, Antworten vorzugeben, sondern Zusammenhänge so verständlich zu machen, dass Entscheidungen wieder möglich werden.

Dieses Buch wurde geschrieben, weil Verstehen der erste Schritt aus Unsicherheit ist – und weil ohne dieses Verstehen weder Bewegung, noch Therapie, noch Selbstwirksamkeit tragfähig werden.

Physiotherapie zwischen Anspruch und Alltag

Die physiotherapeutische Versorgung steht vor strukturellen Herausforderungen, die den Alltag vieler Praxen prägen. Behandlungszeiten sind eng getaktet, Verordnungsrahmen begrenzt, wirtschaftliche Spielräume klein. Gleichzeitig besteht der fachliche Anspruch, individuell, evidenzbasiert und nachhaltig zu arbeiten – also genau so, wie es die wissenschaftliche Erkenntnislage nahelegt.

Zwischen diesen beiden Polen entsteht ein Spannungsfeld. Zeit und Raum für umfassende Befundaufnahme, verständliche Aufklärung, gemeinsame Zieldefinition und eine klare Strukturierung des Therapieverlaufs sind im regulären Versorgungssystem nur eingeschränkt vorgesehen. Viele therapeutisch sinnvolle Inhalte finden dort keinen festen Platz, obwohl sie für Orientierung, Sicherheit und Wirksamkeit entscheidend wären.

Das führt nicht zu schlechter Therapie, wohl aber zu begrenzten Möglichkeiten. Therapie wird häufig auf einzelne Maßnahmen reduziert, während der übergeordnete Entwicklungsprozess im Hintergrund bleibt. Für Betroffene entsteht dadurch oft der Eindruck, dass Therapie „passiert“, ohne dass klar wird, woran sich Fortschritt orientiert oder wie der eigene Beitrag zwischen den Terminen aussieht.

Gleichzeitig zeigt sich: Es ist möglich, Physiotherapie strukturiert, erklärend und prozessorientiert umzusetzen – auch innerhalb bestehender Rahmenbedingungen. Dies erfordert bewusste Organisation, klare Prioritäten und die Entscheidung, bestimmte Inhalte konsequent in den Mittelpunkt zu stellen. Dort, wo dies gelingt, entsteht ein therapeutischer Rahmen, der Orientierung schafft und Entwicklung ermöglicht.

Die im Buch beschriebenen Grundsätze werden in der Praxis Physiotastisch Felker & Team im Alltag umgesetzt. Nicht als fertiges Modell und nicht als Maßstab, sondern als ein konkreter Versuch, fachliche Haltung, Verantwortung und wirtschaftliche Realität miteinander zu verbinden. Die dabei gemachten Erfahrungen zeigen, dass strukturierte Physiotherapie auch unter bestehenden Bedingungen wirksam gestaltet werden kann.

Ein zentrales Element dabei ist eine fundierte Befundaufnahme. In dieser Praxis bedeutet das, dass der erste Termin bewusst mehr Zeit erhält und ausschließlich der Analyse, Aufklärung und gemeinsamen Zielformulierung dient. Auf Grundlage von Messungen, Beobachtungen und funktioneller Analyse entsteht ein individueller Behandlungsplan, der sich konsequent am vereinbarten Ziel orientiert. Dieser Prozess wird transparent dokumentiert und bleibt für Patient*innen jederzeit nachvollziehbar.

Die anschließenden Behandlungseinheiten sind aus wirtschaftlichen Gründen kürzer. Entscheidend ist jedoch, dass Therapie nicht auf diese Zeit begrenzt verstanden wird. Der eigentliche Veränderungsprozess findet im Alltag zwischen den Terminen statt. Aufgabe der Physiotherapie ist es, diesen Prozess zu begleiten, zu steuern, regelmäßig zu überprüfen und bei Bedarf anzupassen.

Zum Abschluss einer Verordnung werden die relevanten Befunde erneut überprüft und die vereinbarten Ziele bewertet. Daraus ergeben sich klare Entscheidungen: Anpassung, Fortführung oder Abschluss der Behandlung sowie eine gemeinsame Einschätzung des weiteren Vorgehens.

Dieses Vorgehen erfordert mehr Struktur und mehr Verantwortung – auf beiden Seiten. Es zeigt zugleich die Grenzen des Systems auf. Nicht alle Inhalte, die fachlich sinnvoll wären, lassen sich vollständig innerhalb der regulären Versorgung abbilden. Zusätzliche Beratungs- oder Bewertungstermine auf Selbstzahlerbasis können hier eine sinnvolle Ergänzung sein und ermöglichen eine noch engere Begleitung.

Gleichzeitig bleibt der Anspruch bestehen, auch innerhalb der bestehenden Rahmenbedingungen die bestmögliche Versorgung anzubieten. Die hier beschriebene Arbeitsweise versteht sich deshalb nicht als Abgrenzung, sondern als Einladung zum Austausch. Sie soll sichtbar machen, wie Physiotherapie trotz systemischer Grenzen wirksam, nachvollziehbar und entwicklungsorientiert gestaltet werden kann – und andere ermutigen, eigene Wege in diese Richtung zu entwickeln.

Ein Wunsch für den Umgang mit Beschwerden

Dieses Buch richtet sich an Menschen, die sich mit Wirbelsäulenbeschwerden konfrontiert sehen und nicht wissen, wie sie damit weiter umgehen sollen. Der Wunsch dahinter ist klar. Beschwerden sollen nicht als Endzustand verstanden werden, sondern als Ausgangspunkt für Veränderung.

Unabhängig davon, ob Schmerzen erst seit kurzer Zeit bestehen oder bereits über Jahre hinweg begleiten, gibt es in den meisten Fällen Möglichkeiten, Einfluss zu nehmen. Der menschliche Körper bleibt anpassungsfähig. Auch im höheren Lebensalter sind Veränderungen möglich, selbst wenn Prozesse langsamer verlaufen und Grenzen bestehen. Entscheidend ist nicht, alles erreichen zu wollen, sondern das individuell Mögliche zu nutzen.

Der Umgang mit Beschwerden erfordert Eigeninitiative. Physiotherapie kann begleiten, analysieren und strukturieren, sie kann jedoch nicht stellvertretend verändern. Wirksame Therapie entsteht dort, wo Menschen selbst aktiv werden und bereit sind, ihr Bewegungs- und Belastungsverhalten schrittweise anzupassen. Dabei geht es nicht um große Umstellungen oder maximale Anstrengung. Oft sind es kleine, gezielte Veränderungen, die über Zeit eine spürbare Wirkung entfalten.

Dieses Buch möchte dazu beitragen, dass klar wird, wie dieser Prozess aussieht. Nicht als starres Konzept, sondern als individueller Weg. Je genauer Beschwerden verstanden, Belastbarkeit eingeschätzt und Bewegung gezielt eingesetzt wird, desto größer ist die Chance auf nachhaltige Veränderung. Auch dort, wo strukturelle Einschränkungen bestehen, lässt sich häufig mehr erreichen, als zunächst angenommen wird.

Physiotherapie begleitet diesen Prozess fachlich, ordnet ein und unterstützt bei der Strukturierung. Der eigentliche Fortschritt entsteht im Alltag zwischen den Terminen. Dort entscheidet sich, ob Bewegung wieder integriert, Belastung angepasst und Vertrauen in den eigenen Körper aufgebaut wird.

Der Wunsch dieses Buches ist, dass Betroffene und Angehörige diesen Zusammenhang erkennen und ernst nehmen. Veränderung ist kein schneller Effekt, aber sie ist möglich. Nicht durch Abwarten, sondern durch bewusstes Handeln.

Schulungen und weitere Angebote

Die Inhalte dieses Buches können über das Lesen hinaus weiter vertieft werden. Dafür werden mehrmals im Jahr kompakte Schulungen angeboten, die sich an Betroffene, Angehörige und interessierte Menschen richten, die sich intensiver mit

Wirbelsäulenbeschwerden und dem beschriebenen Ansatz auseinandersetzen möchten.

In den Schulungen wird stärker als im Buch auf Anatomie und Funktion der Wirbelsäule eingegangen. Zusammenhänge werden anschaulich erklärt und mit praktischen Beispielen ergänzt. Ziel ist es, Inhalte nicht nur theoretisch zu verstehen, sondern sie körperlich erfahrbar zu machen. Bewegungen werden ausprobiert, Belastungen bewusst wahrgenommen und Rückmeldungen des eigenen Körpers eingeordnet. Dadurch werden abstrakte Konzepte greifbar und können nachhaltiger verinnerlicht werden.

Dabei handelt es sich nicht um eine Bewegungs- oder Übungsgruppe. Die Schulungen sind als Vortragsformat konzipiert und enthalten kurze praktische Sequenzen, die dem Erleben und Verstehen dienen und sich leicht in den Alltag übertragen lassen. Sportkleidung ist nicht erforderlich, die Teilnahme setzt keine besondere körperliche Leistungsfähigkeit voraus.

Die Schulungen finden vier- bis sechsmal jährlich statt und werden sowohl vor Ort in der Praxis als auch im Hybridformat angeboten. Eine Online-Teilnahme ist möglich und erlaubt es, unabhängig vom Wohnort teilzunehmen und die Inhalte flexibel in den eigenen Alltag zu integrieren.

Begleitend dazu ist dieses Buch nicht nur als E-Book und Printversion erhältlich, sondern auch als Schulungsskript im PDF-Format. Es dient dazu, Inhalte nachzulesen, Zusammenhänge zu vertiefen und den eigenen Prozess über die Schulung hinaus zu begleiten.

Alle Informationen zur Praxis, zu den Schulungen, zu Terminen sowie zum Buchangebot finden sich gesammelt auf der Website www.physiotastisch-team.de. Dort können Schulungen, Termine und Buchangebote unkompliziert online gebucht und erworben werden.

Literaturverzeichnis

Adams, M. A., & Dolan, P. (2012). *Intervertebral disc degeneration: Evidence for two distinct phenotypes*. Journal of Anatomy, 221(6), 497–506. https://doi.org/10.1111/j.1469-7580.2012.01551.x

Ballantyne, J. C., Sullivan, M. D., & Kolodny, A. (2018). *Opioid dependence vs. addiction: A distinction without a difference?* Archives of Internal Medicine, 172(17), 1342–1343. https://doi.org/10.1001/archinternmed.2012.3212

Benjamin, M., Toumi, H., Suzuki, D., Redman, S., Emery, P., & McGonagle, D. (2006). *Microdamage and repair in the enthesis: Implications for inflammatory arthritis*. Arthritis Research & Therapy, 8(6), 221. https://doi.org/10.1186/ar2080

Bingel, U., Wanigasekera, V., Wiech, K., Mhuircheartaigh, R. N., Lee, M. C., Ploner, M., & Tracey, I. (2015). *The effect of treatment expectation on drug efficacy: Imaging the analgesic benefit of the opioid remifentanil*. Science Translational Medicine, 3(70), 70ra14. https://doi.org/10.1126/scitranslmed.3001244

Bogduk, N. (2023). *Clinical anatomy of the lumbar spine and sacrum* (6th ed.). Elsevier.

Brinjikji, W., Luetmer, P. H., Comstock, B., Bresnahan, B. W., Chen, L. E., Deyo, R. A., Halabi, S., Turner, J. A., Avins, A. L., & Jarvik, J. G. (2015). *Systematic literature review of imaging features of spinal degeneration in asymptomatic populations*. American Journal of Neuroradiology, 36(4), 811–816. https://doi.org/10.3174/ajnr.A4173

Caneiro, J. P., Smith, A., Rabey, M., Moseley, G. L., & O'Sullivan, P. (2020). *Process of change in pain and disability following cognitive functional therapy for chronic low back pain*. Journal of Orthopaedic & Sports Physical Therapy, 50(8), 409–418. https://doi.org/10.2519/jospt.2020.9336

DeNovio, A. C., Ballenger, J. F., Boyapati, R. M., Novicoff, W. M., Yarboro, S. R., & Hadeed, M. J. (2024). *Postoperative pain score does not correlate with injury severity in isolated tibial plateau fractures*. European Journal of Orthopaedic Surgery & Traumatology, 34, 2639–2644. https://doi.org/10.1007/s00590-024-03972-0

Foster, N. E., Anema, J. R., Cherkin, D., Chou, R., Cohen, S. P., Gross, D. P., Ferreira, P. H., Fritz, J. M., Koes, B. W., Peul, W., Turner, J. A., & Maher, C. G. (2018). *Prevention and treatment of low back pain: Evidence, challenges, and promising directions*. The Lancet, 391(10137), 2368–2383. https://doi.org/10.1016/S0140-6736(18)30489-6

Geneen, L. J., Moore, R. A., Clarke, C., Martin, D., Colvin, L. A., & Smith, B. H. (2017). *Physical activity and exercise for chronic pain in adults: An overview of Cochrane Reviews*. Cochrane Database of Systematic Reviews, 2017(4), CD011279. https://doi.org/10.1002/14651858.CD011279.pub3

Hawker, G. A., Mian, S., Kendzerska, T., & French, M. (2011). *Measures of adult pain*. Arthritis Care & Research, 63(S11), S240–S252. https://doi.org/10.1002/acr.20543

Hayden, J. A., Ellis, J., Ogilvie, R., Malmivaara, A., & van Tulder, M. W. (2021). *Exercise therapy for chronic low back pain*. BMJ, 372, n144. https://doi.org/10.1136/bmj.n144

Hjermstad, M. J., Fayers, P. M., Haugen, D. F., Caraceni, A., Hanks, G. W., Loge, J. H., Fainsinger, R., Aass, N., & Kaasa, S. (2011). *Studies comparing numerical rating scales, verbal rating scales, and visual analogue scales for assessment of pain intensity*. Journal of Pain and Symptom Management, 41(6), 1073–1093. https://doi.org/10.1016/j.jpainsymman.2010.08.016

Hodges, P. W., & Smeets, R. J. (2015). *Interaction between pain, movement, and physical activity: Short-term benefits, long-term consequences, and targets for treatment*. Physical Therapy, 95(3), 384–395. https://doi.org/10.2522/ptj.20140417

Jensen, M. P., & Karoly, P. (2011). *Self-report scales and procedures for assessing pain in adults*. In D. C. Turk & R. Melzack (Eds.), Handbook of pain assessment (3rd ed., pp. 19–44). Guilford Press.

Kumar, S., & Pai, K. (2021). *Role of core musculature and breathing in spinal stability*. Journal of Bodywork and Movement Therapies, 27, 263–269. https://doi.org/10.1016/j.jbmt.2021.05.012

Kushchayev, S. V., Glushko, T., Jarraya, M., Schuleri, K. H., Preul, M. C., Brooks, M. L., & Teytelboym, O. M. (2018). *ABC of the degenerative spine*. Insights into Imaging, 9(2), 253–274. https://doi.org/10.1007/s13244-017-0584-z

Lewis, J. S., McCreesh, K., Roy, J. S., & Ginn, K. (2022). *Rotator cuff tendinopathy: Navigating the diagnosis–management conundrum*. Journal of Orthopaedic & Sports Physical Therapy, 52(4), 221–232. https://doi.org/10.2519/jospt.2022.10969

Lim, J., Choi, A., & Kim, B. (2024). *The effects of resistance training on pain, strength, and function in osteoarthritis: A systematic review and meta-analysis*. **Journal of Personalized Medicine, 14**(12), 1130. https://doi.org/10.3390/jpm14121130

McMahon, S. B., Koltzenburg, M., Tracey, I., & Turk, D. C. (2013). *Wall & Melzack's textbook of pain* (6th ed.). Elsevier.

McPherson, K. M., Kayes, N. M., & Weatherall, M. (2016). *A critical review of goal setting in physiotherapy*. Physiotherapy Research International, 21(2), 73–85. https://doi.org/10.1002/pri.1629

Moseley, G. L., & Butler, D. S. (2015). *Fifteen years of explaining pain: The past, present, and future*. Journal of Pain, 16(9), 807–813. https://doi.org/10.1016/j.jpain.2015.05.005

National Institute for Health and Care Excellence. (2020). *Low back pain and sciatica in over 16s: Assessment and management* (NICE guideline NG59). https://www.nice.org.uk/guidance/ng59

Nicholas, M. K., Molloy, A. R., Tonkin, L. E., & Beeston, L. (2011). *Manage your pain* (2nd ed.). ABC Books.

Nijs, J., George, S. Z., Clauw, D. J., Fernández-de-Las-Peñas, C., Kosek, E., Ickmans, K., Fernández-Carnero, J., & Malfliet, A. (2021). *Central sensitisation in chronic pain conditions: Latest discoveries and their potential for precision medicine*. The Lancet Rheumatology, 3(6), e383–e392. https://doi.org/10.1016/S2665-9913(21)00032-1

O'Sullivan, P. B., Dankaerts, W., O'Sullivan, K., Clifford, A. M., O'Sullivan, L., & O'Sullivan, D. (2015). *Cognitive functional therapy: An integrated behavioral approach for the targeted management of disabling low back pain*. Physical Therapy, 95(3), 421–435. https://doi.org/10.2522/ptj.20140362

Qaseem, A., Wilt, T. J., McLean, R. M., & Forciea, M. A. (2017). *Noninvasive treatments for acute, subacute, and chronic low back pain: A clinical practice guideline*. Annals of Internal Medicine, 166(7), 514–530. https://doi.org/10.7326/M16-2367

Raja, S. N., Carr, D. B., Cohen, M., Finnerup, N. B., Flor, H., Gibson, S., Keefe, F. J., Mogil, J. S., Ringkamp, M., Sluka, K. A., Song, X.-J., Stevens, B., Sullivan, M. D., Tutelman, P. R., Ushida, T., & Vader, K. (2020). *The revised International Association for the Study of Pain definition of pain*. Pain, 161(9), 1976–1982. https://doi.org/10.1097/j.pain.0000000000001939

Sannasi, R., Dakshinamurthy, A., Dommerholt, J., Desai, V., & Zemková, E. (2023). *The role of the diaphragm in core stabilization: A narrative review of current evidence and implications for low back pain rehabilitation*. Journal of Bodywork and Movement Therapies, 36, 221–227. https://doi.org/10.1016/j.jbmt.2023.07.008

Schmidt, H., Kettler, A., Rohlmann, A., Claes, L., & Wilke, H.-J. (2016). *The relation between the instantaneous center of rotation and facet joint forces: A finite element analysis*. Clinical Biomechanics, 30(2), 162–168. https://doi.org/10.1016/j.clinbiomech.2014.11.002

Sugavanam, T., Ødegaard, N. B., Haugen, A. J., & Risberg, M. A. (2024). *Self-management in people with musculoskeletal pain: A qualitative synthesis*. Musculoskeletal Science and Practice, 71, 102985. https://doi.org/10.1016/j.msksp.2024.102985

World Health Organization. (2023). *WHO guidelines on physical activity and sedentary behaviour*. https://www.who.int/publications/i/item/9789240015128

Waisman, M., & Katz, J. (2024). *Learning and memory processes in chronic pain*. Pain Reports, 9(1), e1092. https://doi.org/10.1097/PR9.0000000000001092

Wang, Y., Videman, T., & Battié, M. C. (2022). *Lumbar vertebral endplate defects and their association with disc degeneration*. Spine, 47(2), 89–97. https://doi.org/10.1097/BRS.0000000000004240

Wilke, H.-J., Dreischarf, M., Schmidt, H., & Rohlmann, A. (2019). *Spinal loads during daily activities: A review of in vivo and computational models*. Journal of Biomechanics, 90, 1–10. https://doi.org/10.1016/j.jbiomech.2019.04.019

Williamson, A., & Hoggart, B. (2005). *Pain: A review of three commonly used pain rating scales*. Journal of Clinical Nursing, 14(7), 798–804. https://doi.org/10.1111/j.1365-2702.2005.01121.x

Wocial, L. D., Cox, J. C., & Andridge, R. R. (2021). *Pain and age-related changes in musculoskeletal health*. Journal of Aging and Health, 33(7–8), 523–535. https://doi.org/10.1177/08982643211012464

Made in United States
Troutdale, OR
11/03/2026

56844371R00076